心电图读图进阶教程

主编　王肖龙　胡伟国

上海科学技术出版社

内 容 提 要

本书紧扣高等医学院校《诊断学基础》(诊断学)心电图章节的教学大纲,并涵盖了中医、中西医结合、西医等类别执业医师考试及住院医师规范化培训的内容。以典型的 12 导联同步心电图图谱阐明心电图的诊断标准;结合临床病例引导读者的临床心电图诊断思维;对某些容易混淆的心电图进行对比辨析;解释某些常见心电现象,巩固心电图的理论基础,提高心电图的读图技能。本书适合作为诊断学教材的图谱类配套用书,亦可独立用作心电图学习的教学用书及各种心电图考试的参考用书。

图书在版编目(CIP)数据

心电图读图进阶教程/王肖龙,胡伟国主编. —上海:上海科学技术出版社,2013.5(2024.4 重印)
ISBN 978 - 7 - 5478 - 1715 - 5

Ⅰ.①心… Ⅱ.①王… ②胡… Ⅲ.①心电图—图解—高等学校—教材　Ⅳ.①R540.4 - 64

中国版本图书馆 CIP 数据核字(2013)第 062756 号

心电图读图进阶教程
主编　王肖龙　胡伟国

上海世纪出版(集团)有限公司
上海科学技术出版社　出版、发行
(上海市闵行区号景路 159 弄 A 座 9F - 10F)
邮政编码 201101　www. sstp. cn
上海华顿书刊印刷有限公司印刷
开本 890×1240　1/16　印张 11.75
字数 400 千字
2013 年 5 月第 1 版　2024 年 4 月第 7 次印刷
ISBN 978 - 7 - 5478 - 1715 - 5/R·567
定价:48.00 元

编 委 会 名 单

前　　言

心电图检查由于其简便、快速、无创、花费低廉而被广泛应用于临床医疗中,故要求医学生及一线临床医师掌握必备的心电学基本知识,具有阅读心电图的基本技能。

由于心电图教学内容较抽象,历来是诊断学学习中的难点和考试中的主要失分点。在本书的编写中,以100余幅典型图谱为载体,并配以简要的文字说明,以体现心电图的各项诊断标准的含义,旨在"按图索骥",以加强读者的感性认识。

本书的编写根据读者的一般认知规律,采用循序渐进的原则进行章节组织及编排,以逐步提高读者心电图的阅读水平。从理解心电图的诊断标准到撰写心电图检查报告,从基本、简单心电图的判读到复杂、疑难心电图的辨析,从简单的背诵、记忆到理解心电图改变的发生机制,可满足心电图初学者、实习医师、低年资住院医师、住院医师等各层次心电图学习的需要。

得出正确的心电图诊断不仅依赖心电图图形本身的特点,还需密切结合临床,所以要求读者具备相应的内科学知识。本书密切结合临床,从临床的角度分析常见心电图诊断用语如"异常 Q 波"、"ST－T 改变"、"长间歇"等词的含义,旨在为读者展示一条从临床出发综合分析心电图的诊断思路。

本书所录用的图谱为12导联同步心电图,大小比例和原图相同。在图谱的搜集整理过程中,得到了上海交通大学附属第六人民医院李冰晓老师和上海中医药大学附属曙光医院心电图室刘义兰、张苏珍等老师的大力协助,特此表示衷心的感谢。

书中若有不足之处,恳请广大读者批评指正,以便日后改正。

王肖龙

2013 年 3 月

目　　录

第一章　心电图读图基础 ························· 1
　第一节　心电图的导联与导联轴 ··············· 1
　　一、肢导联与额面六轴系统 ················· 1
　　二、胸导联与横面六轴系统 ················· 2
　第二节　心电图各波段 ······················· 3
　　一、心电图各波段的组成 ··················· 3
　　二、QRS 波群的命名原则 ··················· 3
　　三、心电图各波段的正常范围 ··············· 4
　第三节　心电图的基本测量 ··················· 5
　　一、心电图记录纸的组成 ··················· 5
　　二、电压的测量 ··························· 5
　　三、时间的测量 ··························· 6
　　四、心率计算 ····························· 6
　　五、电轴的判断 ··························· 7
　　六、心脏沿长轴转位 ······················· 7
　第四节　心电图的采集 ······················· 9
　　一、心电图采集操作 ······················· 9
　　二、心电图采集要求 ······················· 9

第二章　基本心电图图谱 ····················· 10
　第一节　房室肥大 ··························· 10
　　一、右心房扩大（肺型 P 波） ··············· 11
　　二、左心房扩大（二尖瓣型 P 波） ··········· 12

　　三、双侧心房肥大 ························· 13
　　四、左心室肥大 ··························· 14
　　五、右心室肥大 ··························· 15
　　六、双心室肥大 ··························· 16
　第二节　心肌缺血与心肌梗死 ··············· 17
　　一、心肌梗死超急性期（早期） ············· 19
　　二、心肌梗死急性期（充分发展期） ········· 20
　　三、心肌梗死亚急性期（近期） ············· 23
　　四、心肌梗死陈旧期（慢性愈合期） ········· 24
　　五、非 ST 段抬高性心肌梗死 ··············· 25
　　六、慢性冠状动脉供血不足 ················· 26
　第三节　心律失常 ··························· 27
　　一、窦性心动过速 ························· 28
　　二、窦性心动过缓 ························· 29
　　三、窦性心律不齐 ························· 30
　　四、二度Ⅰ型窦房传导阻滞 ················· 31
　　五、二度Ⅱ型窦房传导阻滞 ················· 32
　　六、窦性停搏（窦性静止） ················· 33
　　七、室性期前收缩三联律 ··················· 34
　　八、室性期前收缩二联律 ··················· 35
　　九、室性期前收缩连发（成对室性期前收缩） ··· 36
　　十、插入性室性期前收缩（间位性室性期前收缩） ··· 37
　　十一、多源性室性期前收缩 ················· 38

十二、多形性室性期前收缩 ………………………………………… 39
十三、房性期前收缩三联律 ………………………………………… 40
十四、房性期前收缩二联律 ………………………………………… 41
十五、房性期前收缩未下传 ………………………………………… 42
十六、房性期前收缩伴心室内差异性传导 ………………………… 43
十七、多源性房性期前收缩 ………………………………………… 44
十八、房室交界性期前收缩 ………………………………………… 45
十九、房性心动过速 ………………………………………………… 46
二十、紊乱性房性心动过速 ………………………………………… 47
二十一、非阵发性交界性心动过速(加速性交界性自主心律) …… 48
二十二、阵发性室上性心动过速 …………………………………… 51
二十三、室性心动过速 ……………………………………………… 52
二十四、尖端扭转型室性心动过速 ………………………………… 53
二十五、心房扑动 …………………………………………………… 54
二十六、心房颤动 …………………………………………………… 57
二十七、不纯性心房扑动与不纯性心房颤动 ……………………… 58
二十八、心室扑动与心室颤动 ……………………………………… 59
二十九、一度房室传导阻滞 ………………………………………… 60
三十、二度Ⅰ型房室传导阻滞(莫氏Ⅰ型/文氏型房室传导阻滞) …… 61
三十一、二度Ⅱ型房室传导阻滞(莫氏Ⅱ型房室传导阻滞) ……… 62
三十二、三度房室传导阻滞 ………………………………………… 64
三十三、心房颤动伴三度房室传导阻滞 …………………………… 66
三十四、右束支阻滞 ………………………………………………… 67
三十五、左束支阻滞 ………………………………………………… 68
三十六、左前分支阻滞 ……………………………………………… 69

第三章 心电图读图入门及指导 ……………………………………… 70
一、心电图读图基本步骤 …………………………………………… 70
二、心电图读图要点 ………………………………………………… 71
三、心电图读图指导 ………………………………………………… 72

第四章 心电图辨析与讨论 …………………………………………… 100
第一节 ST-T改变 …………………………………………………… 100
一、ST段抬高 ………………………………………………………… 101
二、ST段压低 ………………………………………………………… 103
三、T波升高 ………………………………………………………… 104
四、T波低平和/或倒置 ……………………………………………… 104
五、读图案例讨论 …………………………………………………… 106
第二节 Q波的辨析 ………………………………………………… 113
一、间隔q波 ………………………………………………………… 113
二、异常Q波 ………………………………………………………… 113
三、读图案例讨论 …………………………………………………… 115
第三节 梯形图 ……………………………………………………… 117
一、梯形图缩写字母的含义 ………………………………………… 117
二、梯形图常用符号的含义 ………………………………………… 117
三、梯形图绘制方法 ………………………………………………… 118
第四节 期前收缩 …………………………………………………… 119
一、期前收缩的代偿间歇 …………………………………………… 119
二、期前收缩的QRS波形态 ………………………………………… 120
三、期前收缩的联律间期 …………………………………………… 122
四、期前收缩的临床意义 …………………………………………… 123
第五节 心室预激 …………………………………………………… 125
一、心室预激的相关旁路 …………………………………………… 125
二、心室预激的心电图表现 ………………………………………… 125
三、预激与心动过速 ………………………………………………… 126
四、读图案例讨论 …………………………………………………… 127
第六节 心动过速 …………………………………………………… 130
一、室上性心动过速 ………………………………………………… 130

二、室速 ·· 132

三、宽 QRS 波心动过速的鉴别诊断 ·············· 133

四、读图案例讨论 ································· 135

第七节　R-R 长间歇与逸搏 ························· 139

一、期前收缩造成的长间歇 ·············· 139

二、传导阻滞造成的长间歇 ·············· 140

三、和窦房结功能有关的长间歇 ··········· 144

四、逸搏与逸搏心律 ··················· 144

五、读图案例讨论 ····················· 146

第八节　起搏心电图 ························· 148

一、起搏器类型和代码 ················· 148

二、与起搏器有关的术语 ··············· 148

三、起搏器心电图图形 ················· 149

四、单腔起搏器 ····················· 149

五、双腔起搏器 ····················· 150

六、起搏器故障 ····················· 150

七、读图案例讨论 ···················· 151

第九节　其他常用心电学检查方法 ·············· 155

一、动态心电图 ····················· 155

二、运动平板试验 ···················· 155

第五章　心电图自测与提高 ················· 157

答案与提示 ························· 167

附录 ····························· 169

附录一　正常 P-R 间期的最高限度表 ·········· 169

附录二　自Ⅰ、Ⅲ导联查心电轴表 ············ 170

附录三　自 R-R 间期推算心率及 QT 时限表 ······ 171

附录四　常用心电图诊断英汉对照表 ·········· 172

参考文献 ·························· 175

第一章　心电图读图基础

第一节　心电图的导联与导联轴

心脏每次机械性收缩之前,心肌细胞首先发生电激动,心肌细胞的电激动过程是触发其收缩反应的始动因素。在激动过程中所产生的微小生物电流(心电)可经人体组织传导到体表。如将测量电极放置在心脏或人体表面的一定部位,连接一个装有放大和描记装置的心电图机,即可把每一心动周期的心脏电位变化描记成连续的曲线,这就是心电图(electrocardiogram,ECG)。

人体是一个良导体,心脏活动所产生的电位变化可以传导至身体的任何部位。因此,将两个电极放置在人体表面的任意两点,并分别用导线与心电图机相连接,即能记录出心电变化的曲线。但为了确定一个标准的心电图波形,以便不同患者或同一患者不同时间心电图的比较,就必须规定统一的安放电极的位置及其与心电图机的连接线路。这种记录心电图的电路连接方式,称为心电图的导联。

一、肢导联与额面六轴系统

1. 肢导联

肢导联包括标准肢导联(Ⅰ、Ⅱ、Ⅲ)与加压肢导联(aVR、aVL、aVF)。肢导联的电极主要放置于右臂、左臂、下肢,连接此三点即成为所谓的 Einthoven 三角。如果把右臂、左臂、下肢的 3 个电极各通过 5 000 Ω的高电阻连接到一点可构成中心电端。中心电端的电位在整个心脏激动过程中的每一瞬间始终稳定接近于零。把心电图机的负极与中心电端相连接构成无关电极,正极连接探查电极分别接于右臂、左臂、下肢,并将中心电端与探查电极所在肢体的连线切断以增大所记录到的波形振幅(电压),即为加压肢体导联。各肢导联电极安置方法如下。

(1) Ⅰ导联:心电图导联正极接左上肢,负极接右上肢。

(2) Ⅱ导联:心电图导联正极接左下肢,负极接右上肢。

(3) Ⅲ导联:心电图导联正极接左下肢,负极接左上肢。

(4) 加压右上肢导联(aVR):探查电极置于右上肢并与心电图机正极相连,左上、下肢同时与心电图机负极相连。

(5) 加压左上肢导联(aVL):探查电极置于左上肢并与心电图机正极相连,右上肢与左下肢同时与心电图机负极相连。

(6) 加压左下肢导联(aVF):探查电极置于左下肢并与心电图机正极相连,左、右上肢同时与心电图机负极相连。

2. 额面六轴系统

在每一个肢导联正负极间均可画出一假想直线,称为导联轴。为便于表明 6 个肢导联轴之间的方向关系,将Ⅰ、Ⅱ、Ⅲ导联的导联轴平行移动,使之与 aVR、aVL、aVF 的导联轴一并通过坐标图的轴中心点,便构成了额面六轴系统(图 1 - 1)。此坐

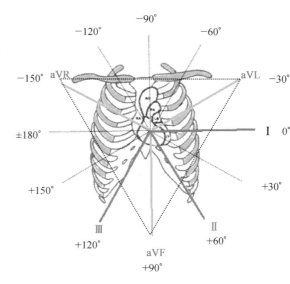

图 1 - 1　额面六轴系统

标系统采用±180°的角度标志,左侧为0°,顺钟向为正,逆钟向为负。每一导联轴从中心 O 点处分为正、负两半(正极段以实线表示,负极段以虚线表示),相邻两轴之间的夹角均为30°。

6个肢体导联反映心脏在额面(上下、左右方位)的电位变化,如:Ⅰ、aVL 可反映心脏侧壁电位变化,Ⅱ、Ⅲ、aVF 可反映心脏下壁的电位变化。

二、胸导联与横面六轴系统

1. 胸导联

胸导联包括 $V_1 \sim V_6$ 导联,连接方式是将心电图机的负极与中心电端连接,正极与放置在胸壁一定位置的探查电极相连。这种导联方式,探查电极距心脏很近,因此心电图波形振幅较大。胸导联探查电极安放位置如下。

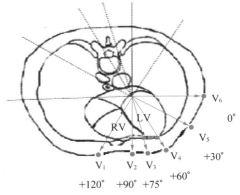

(1)V_1导联:胸骨右缘第4肋间。

(2)V_2导联:胸骨左缘第4肋间。

(3)V_3导联:V_2与V_4连线的中点。

(4)V_4导联:左锁骨中线与第5肋间相交处。

(5)V_5导联:左腋前线与V_4同一水平处。

(6)V_6导联:左腋中线与V_4同一水平处。

肢导联和 $V_1 \sim V_6$ 导联并称常规12导联体系,为目前广泛采纳的国际通用常规导联体系。

图 1-2 横面六轴系统

2. 横面六轴系统

和肢导联相似,各胸导联也可划出各自的导联轴,即横面六轴系统(图1-2)。近探查电极侧为正,以实线表示,另一侧为负,用虚线表示。V_2与V_6之间的夹角为90°,V_1、V_2、V_4、V_5、V_6各轴之间的夹角均为30°,V_3平分V_2与V_4的夹角。

6个胸前导联反映心脏在横面(左右、前后方位)的电位变化。比如:V_1、V_2导联反映右心室的电位变化(又称右胸导联);V_3、V_4导联反映室间隔及其附近的左、右心室的电位变化;V_5、V_6导联反映左心室的电位变化(又称左胸导联)。

3. 后壁及右胸导联

有时为了明确有无后壁或右心室心梗,需要加做 V_7、V_8、V_9 及 V_3R、V_4R、V_5R 导联。此6个导联电极安放位置如下。

(1)V_7导联:左腋后线与V_4同一水平处。

(2)V_8导联:左肩胛线与V_4同一水平处。

(3)V_9导联:左脊旁线与V_4同一水平处。

(4)V_3R导联:右胸部与V_3对称处。

(5)V_4R导联:右胸部与V_4对称处。

(6)V_5R导联:右胸部与V_5对称处。

V_7、V_8、V_9反映左心室后壁的电位变化(又称后壁导联),V_3R、V_4R、V_5R 反映右心室电位变化(又称右胸导联)。上述6个导联和常规12导联构成了心电图的18导联。

第二节　心电图各波段

一、心电图各波段的组成

正常心电活动始于窦房结,兴奋心房的同时经结间束传导至房室结(激动在此处延迟 0.05~0.07 s),然后循希氏束、左右束支、浦肯野纤维传导至心室。这种先后有序的电激动的传播引起一系列电位变化,形成了心电图上的相应波段。一般每个心动周期由 4 个波(P 波、QRS 波群、T 波和 U 波)、2 个段(P-R 段、ST 段)、2 个间期(P-R 间期和 QT 间期)组成。T 波(或 U 波)终点至下一心动周期 P 波起点之间的等电位线称为 T-P(或 U-P)段,此段一般被作为心电图测量的基线。相邻 2 个心动周期中 P 波起点间的距离为 P-P 间期,R 波之间的距离为 R-R 间期(图 1-3)。

(1) P 波:心动周期中最早出现的幅度较小的波,反映左、右心房除极过程中的电位和时间变化。

(2) P-R 段:为 P 波终点至 QRS 波群起点的时间,反映心房复极过程及房室结、希氏束、束支的电活动。

(3) P-R 间期:为 P 波起点至 QRS 波群起点的时间,反映自心房开始除极至心室开始除极的时间(激动在房室间传导的过程)。

(4) QRS 波群:左、右心室去极化过程中的电位和时间改变。

(5) J 点:QRS 波群终末部与 ST 段起始部的交接点。

(6) ST 段:心室早期复极的电位和时间改变。

(7) T 波:心室晚期复极过程中的电位和时间改变。

(8) QT 间期:心室开始除极至心室复极完毕全过程时间。

(9) U 波:有时 T 波后可见 U 波,一般认为是心肌传导纤维的复极所造成;也有人认为是心室的后电位。

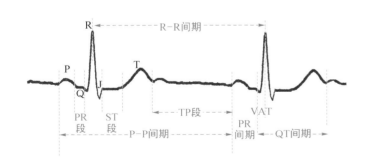

图 1-3　心电图各波段

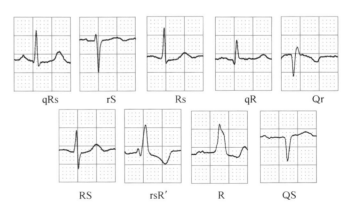

图 1-4　QRS 波群命名示例

二、QRS 波群的命名原则

QRS 波群可因检测电极的位置不同而呈现多种形态(图 1-4)。现统一命名如下:电压超过 5 mV 的波以大写字母表示,不到 5 mV 的用小写字母表示。QRS 波群中第一个等电位线以上的正向波为 R(r) 波,第二个为 R′(r′) 波。R(r) 波前向下的波为 Q(q) 波。R(r) 波后第一个向下的波为 S(s) 波,第二个称 S′(s′) 波。如果 QRS 只有负向波称为 QS 波。

三、心电图各波段的正常范围

心电图各波段的正常值见表 1-1。

表 1-1　正常心电图各波形特点和正常值

	形态、方向	时　间	电　压
P 波	呈钝圆形,可有轻微切迹 窦性 P 波在 Ⅰ、Ⅱ、aVF 和 V₃~V₆ 导联直立,在 aVR 导联倒置,其余导联(Ⅲ、aVL、V₁、V₂)可以直立、低平、双向或倒置	≤0.11 s	肢体导联 P 波电压<0.25 mV,胸导联<0.20 mV
P-R 间期		0.12~0.20 s,P-R 间期随心率及年龄而异(附录一)	
QRS 波群	肢导联:aVR 导联的 QRS 波群主波向下,可呈 Qr、rS、rSr′ 或 QS 型。aVL 和 aVF 导联 QRS 波群形态多变,可呈 qR、qRs 或 Rs 型,也可呈 rS 型。Ⅱ 导联常表现为 QRS 波群主波向上,Ⅰ、Ⅲ 导联上 QRS 群形态则随 QRS 平均电轴而变化 胸导联:正常人 V₁~V₅,R 波逐渐增大,而 S 波逐渐变小 Q 波:正常人除 aVR 导联可呈 Qr 或 QS 型外,其他导联 Q 波的振幅不得超过同导联 R 波的 1/4,时间不得超过 0.04 s,而且无切迹。正常时 V₁、V₂ 导联不应有 q 波,但可呈 QS 型,V₃ 导联极少有 q 波,Ⅰ、aVL、V₅、V₆ 导联常可见正常范围内的 q 波	0.06~0.10 s	R_{aVR}<0.5 mV,R_{aVL}<1.2 mV,R_{aVF}<2.0 mV; R_{V5}<2.5 mV,R_{V1}<1.0 mV, $R_{V5}+S_{V1}$<4.0/3.5 mV(男/女)
T 波	T 波的方向与 QRS 波群的主波方向一致,呈不对称的宽大而光滑的波,其前支较长,后支较短		在以 R 波为主的导联中,T 波不应低于同导联 R 波的 1/10。
U 波	T 波后 0.02~0.04 s,与 T 波方向一致,一般以胸导联(尤其 V₃)较清楚。T 波与 U 波之间有等电位线(T-U 段),但在病理情况下 U 波可与 T 波连接或融合,以致不易与双向或有切迹的 T 波区别		电压应当低于同导联的 T 波。U 波>0.1 mV,就应怀疑升高,当 U>T/2 时则肯定为升高
ST 段	正常 ST 段多为一等电位线		任何导联 ST 段压低不应超过 0.05 mV。ST 段抬高在 V₁、V₂ 导联不应超过 0.3 mV,V₃ 不应超过 0.5 mV,其他导联不应超过 0.1 mV
QT 间期		QT 间期与心率快慢有密切关系(可查表,附录三)。临床常用校正的 QT 间期(QTc)	

第三节　心电图的基本测量

一、心电图记录纸的组成

心电图记录纸是由纵线和横线交织而成的正方形小格(边长为 1 mm)组成。纸上的横向距离代表时间,用以计算各波和各间期的时间长短。常规心电图的纸速为 25 mm/s,所以每小格(1 mm)代表 0.04 s。纸上的纵向距离代表电压,用以计算各波振幅的高度和深度。当输入定准电压为 1 mV 使曲线移位 10 mm 时,每小格(1 mm)代表 0.1 mV。

若在描记时心率过快,某些波形可能相重叠,纸速可以调节为 50 mm/s,可使重叠的波形拉开以便于观察,此时每小格代表 0.02 s。若在描记时发现波形过大,可将定准电压调整为 1 mV 等于 5 mm,此时每小格则代表 0.2 mV。而如果需要使较小的波形清晰可辨,可将电压 1 mV 调至 20 mm。调整走纸速度和记录电压均会影响心电图各波形态,故一定要注意做好标记。

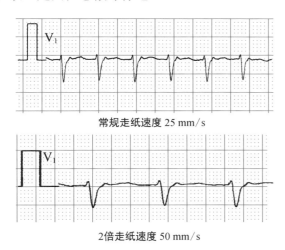

常规走纸速度 25 mm/s

2倍走纸速度 50 mm/s

图 1-5　心电图的走纸速度

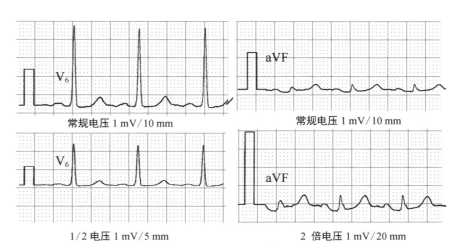

常规电压 1 mV/10 mm　　常规电压 1 mV/10 mm

1/2 电压 1 mV/5 mm　　2 倍电压 1 mV/20 mm

图 1-6　心电图的记录电压

二、电压的测量

1. 各波振幅(电压)的测量

测量向上的波应自等电位线的上缘垂直量到波的顶点;测量向下的波应自等电位线的下缘垂直量到波的底端。若为双向 P 波,上下振幅的绝对值之和为其电压数值。等电位线又称基线,一般以 T-P 作为基线,如因心动过速等原因造成 T-P 短或消失时以 P-R 段为参考。

2. ST 段移位的测量

测量 ST 段抬高的程度应自等电位线上缘垂直量至 ST 段上缘,测量 ST 段下移的程度应自等电位线的下缘垂直量至 ST 段的下缘。ST 段移位一般在 J 点后 0.06～0.08 s 处进行测量(当心率较快,ST 段不足 0.08 s 时,取 J 点后 0.06 s)。

三、时间的测量

1. 各波时间的测量

选择波形比较清晰的导联，从波的起始部的内缘量到其终末部的内缘。若为双向 P 波，应测量该波两个方向总的时间。P 波及 QRS 波时间应选择 12 个导联中最宽的 P 波及 QRS 波进行测量。

2. 室壁激动时间的测量

室壁激动时间（ventricular activation time，VAT）又称 R 峰时间（R peak time），是从 QRS 波群的起点量到 R 波顶点与等电位线的垂直线之间的距离。如 R 波有切迹或有 R′波，则以最后的 R′波顶点为准。一般只测 V$_1$ 和 V$_5$ 导联。VAT 代表心室肌激动时，激动自电极下局部心肌的心内膜面到达心外膜面所需的时间。

3. 间期的测量

P-R 间期自 P 波起点测量至 QRS 波群的起点。QT 间期测量时当从 QRS 波群的起点量至 T 波的终点，宜选择 T 波较清晰、QT 间期最长的导联。

以上为采用单导联心电图仪记录时的测量方法。若采用 12 导联同步心电图仪记录，各波时间和间期的测量有如下规定：测量 P 波和 QRS 波群时间，应从 12 导联同步心电图中最早的 P 波起点测量至最晚的 P 波终点，以及从最早的 QRS 波群起点测量至最晚的 QRS 波群终点。P-R 间期应从 12 导联同步心电图中最早的 P 波起点测量至最早的 QRS 波群起点。QT 间期应从 12 导联同步心电图中最早的 QRS 波群起点测量至最晚的 T 波终点。

四、心率计算

1. 心律规则时心率（HR）的计算

（1）方法 1：HR=1 500/R-R 间期小格数。或者：HR=60/R-R（或 P-P）间距平均值（s）（图 1-7）。

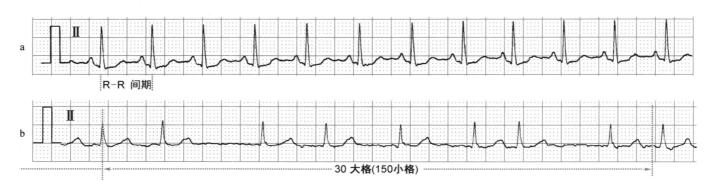

图 1-7　心率的计算

 a. R-R 间期内包含小格数 13.5 格，HR=1 500/13.5=111 bpm；或者由测得 R-R 间期为 0.54 s，HR=60/0.54=111 bpm

 b. 30 大格内包含 QRS 波 7 个，HR=7×10=70 bpm

（2）方法 2：根据 R-R 间期查表（附录三）。

2. 心律明显不齐时心率的计算

（1）方法 1：观察 6 s（30 大格）：HR=心搏数×10（作为起点的 P 波或 R 波不算在内）（图 1-7）。

（2）方法 2：观测 10 s（50 大格）：HR=心搏数×6（作为起点的 P 波或 R 波不算在内）。

五、电轴的判断

心室除极过程中的全部瞬间综合向量,进一步综合而成的总向量(平均心电向量),称为 QRS 平均心电轴,简称为心电轴,借以概括地说明心室激动的平均电力方向与强度。临床心电图学所说的心电轴通常指额面 QRS 环的平均心电轴。其表示方法是以额面 QRS 总向量(心电轴)与 I 导联轴正侧段(规定为 0°)所构成的夹角的度数来标记心电轴的方向。

正常电轴为 $-30°\sim+90°$,小于 $-30°$ 称之为电轴左偏,大于 $+90°$ 为电轴右偏。大于 $+180°$ 为电轴极度右偏(又称不确定电轴、无人区)(图 1-8)。电轴的偏移,一般受心脏在胸腔内的解剖位置,左、右心室的质量比例,心室内传导系统的功能,激动在心室内传导状态以及年龄、体型等因素影响。左心室肥厚、左前分支阻滞等可使心电轴左偏;右心室肥厚、左后分支阻滞等可使心电轴右偏;不确定电轴有时可以发生在正常人(正常变异),亦可见于某些病理情况,如肺心病、冠心病、高血压病等。

常用的电轴测量方法如下。

1. 目测法

一般根据 I 导联与 III 导联 QRS 波群的主波方向,可估测心电轴的大致方位。若 I、III 导联 QRS 主波均向上,说明心电轴不偏;若 I 导联的主波向上,III 导联的主波向下,为电轴左偏;若 I 导联的主波向下,III 导联的主波向上,则为电轴右偏;若 I、III 导联 QRS 主波均向下,则为电轴极度右偏(图 1-9)。

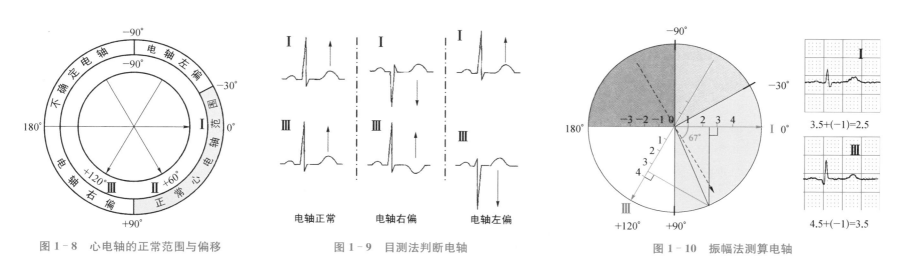

图 1-8　心电轴的正常范围与偏移　　　　图 1-9　目测法判断电轴　　　　图 1-10　振幅法测算电轴

2. 振幅法

分别测算出 I、III 导联 QRS 波群振幅的代数和(R 波为正,Q 与 S 波为负),然后将其标记于六轴系统中 I、III 导联轴的相应位置,并由此分别作出 I、III 导联轴的垂直线,两垂直线相交点与电偶中心点的连线即为所求之心电轴。测出该连线与 I 导联轴正侧段的夹角即为心电轴的度数(图 1-10)。

3. 查表法

根据计算出来的 I、III 导联 QRS 振幅的代数和直接查表(附录二),即可得出心电轴的度数。

六、心脏沿长轴转位

正常情况下胸导联 V_1、V_2 导联多呈 rS 型,R/S<1;V_5、V_6 导联以 R 波为主(可呈 qR、Rs、qRs 或 R 型),R/S>1;V_3、V_4 导联呈 RS 型,R/S 接近于 1,称为移行区图形。正常人 $V_1\sim V_5$,R 波逐渐增大,而 S 波逐渐变小。

自心尖部朝心底部观察,设想心脏可循其本身长轴作顺钟向或逆钟向转位(图 1-11)。顺钟向转位时,正常在 V_3、V_4 导联出现的波形转向左心室方向,即出现在 V_5、V_6 导联上,见于右心室肥厚。逆钟向转位时,正常 V_3 或 V_4 导联的图形转向右心室方向,即出现在 V_1、V_2 导联上,见于左心室肥厚。

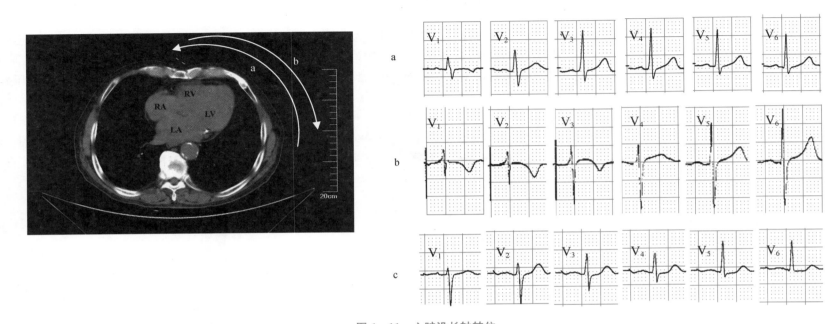

图 1-11　心脏沿长轴转位

a. 逆钟向转位；b. 顺钟向转位；c. 正常

第四节 心电图的采集

一、心电图采集操作

（1）室温不得低于18℃；检查室远离大型电器设备；检查床宽度不小于80 cm；如果检查床一侧靠墙，附近的墙内不应有电线穿行，如使用交流电操作，心电图机必须有可靠的接地线（接地电阻<0.5 Ω）。

（2）除有精神症状、婴幼儿等不能配合者需用药物镇静外，被检测者应在醒觉状态下，一般要求休息5 min后仰卧接受检测，检测时要求患者全身放松、自然呼吸。

（3）电极安置部位的皮肤应先做清洁，然后涂以心电图检测专用导电介质或生理盐水并应浸透皮肤，以减少皮肤电阻，保证心电图记录质量。

（4）按照国际统一标准，准确放置标准12导联电极，包括3个标准肢体导联（Ⅰ、Ⅱ、Ⅲ）、3个加压肢体导联（aVR、aVL、aVF）和6个心前导联（$V_1 \sim V_6$）。心电图机上的导联线一般均以固定颜色表示，惯例是红色者接右上肢，黄色者接左上肢，绿（或蓝）色者接左下肢，黑色者接右下肢（亦可将绿色及黑色同时接于左下肢）。注意左右手电极勿接反。胸导联$V_1 \sim V_6$依次为红、黄、绿、褐、黑、紫。胸导联电极定位应当准确。女性乳房下垂者应托起乳房，将V_3、V_4、V_5导联电极置于乳房下缘的胸壁上。

二、心电图采集要求

合格的心电图应当基线平稳，干扰伪差小。一份采集准确、高质量的心电图有助于心电图读图的分析。

（1）尽可能采用同步的12导联心电图，以方便心电图的分析。

（2）使用单导联心电图采集时每个导联至少描记3个完整的心动周期，使用12导联同步采集时描记时间应当大于10 s。

（3）可疑或确诊急性心肌梗死首次检查时必须做18导联心电图，即标准12导联加V_7、V_8、V_9、V_3R、V_4R、V_5R导联，为了观察心电图的动态改变，可在体表做定位标记，使心电图随访时电极可以安放在同一部位。

（4）选择P波清楚可辨的导联加长记录。P波显示清楚的导联（通常为Ⅱ、V_1导联）适宜用作分析心律失常，加长记录有利于使心律失常的周期性规律表现出来。如果P波低平，可以通过增大增益至20 mm/mV使P波明显。

（5）记录心电图时标定标准电压为10 mm/mV，走纸速度为25 mm/s。有时QRS波电压很高时，为避免各导联QRS波相互重叠，可使用1/2电压（5 mm/mV）；为观察某一电压很低的波时，可增大至2倍电压（20 mm/mV）。心率很快时可增加走纸速度（50 mm/s）。改变心电图的电压及走纸速度可使心电图的形态发生改变，所以心电图上当标明检测电压及走纸速度。

（6）在某些情况下可以让患者采取某些动作方便心电图分析。如嘱患者屏住呼吸以排除呼吸对心率的影响，或让患者稍作运动使心率加快使等频性的房室分离显现，或让患者做吸屏动作观察下壁导联的Q波变化等。

第二章　基本心电图图谱

第一节　房室肥大

心房与心室肥大是器质性心脏病的常见后果,当达到一定程度时可表现为心电图的改变。

心房肥大多表现为心房的扩大而较少表现为心房肌肥厚。心房扩大引起心房肌纤维增长变粗以及房间传导束牵拉和损伤,导致整个心房肌除极综合向量的振幅和方向发生变化。心电图主要表现为 P 波振幅、除极时间及形态改变。正常情况下右心房先除极,左心房后除极。所以当右心房扩大时,除极时间延长,往往与稍后除极的左心房时间重叠,故总的心房除极时间并未延长,心电图主要表现为心房除极波振幅升高。而由于左心房最后除极,当左心房扩大时,表现为心房除极时间延长,但此种表现并非左心房扩大特有,心房内传导阻滞、各种原因引起的左心房负荷增加、心房梗死等亦可出现类似的心电图表现。

心室肥厚系由心室舒张期和(或)收缩期负荷过重所引起。其心电改变与下列因素有关:① 心肌纤维增粗,截面积增大,除极时所产生的电压增高。② 心壁增厚、心腔扩大及心肌细胞变性所致传导功能低下而出现心室肌激动时程延长。③ 心室壁增厚及相对性供血不足所致心肌复极程序的改变。

正常左心室位于心脏的左后方,且左心室壁明显厚于右心室,故正常时心室除极综合向量表现为左心室占优势的特征。左心室肥大时,可使左心室优势的情况更显得突出,引起面向左心室的导联(V_5、V_6、I、aVL)R 波振幅增加,而面向右心室导联(V_1)则出现较深的 S 波。右心室壁厚度仅为左心室的 1/3,只有当右心室室壁厚度达到相当程度时,才会使综合向量由左心室优势转为右心室优势,并导致位于右心室面导联(V_1、V_2、aVR)的 R 波增高,而位于左心室面导联(V_5、V_6、I、aVL)的 S 波变深。以上心电图改变可作为诊断心室肥大的重要依据,但诊断作用存在一定局限性,不能仅凭某一项指标作出肯定或否定的结论。原因在于:① 来自左、右心腔相反方向的心电向量综合时,可能相互抵消而失去两者各自的心电图特征。② 除心室肥厚外,同样类型的心电图改变尚可由其他因素引起。③ 心脏除极、复极向量的方向与大小还会受到不同的心外因素的影响。因而,心电图诊断心室肥大时,需结合其他临床资料综合判断。

一、右心房扩大（肺型 P 波）

【诊断标准】 ① P 波电压增高：肢体导联 P 波电压≥0.25 mV；V_1 导联 P 波直立时振幅≥0.15 mV，P 波双向时振幅的算术和≥0.20 mV。② P 波形态高尖，在 Ⅱ、Ⅲ、aVF 导联最突出。③ 在 QRS 波群低电压的情况下，P 波高尖且振幅＞同导联 R 波的 1/2 即可诊断（图 2-1）。

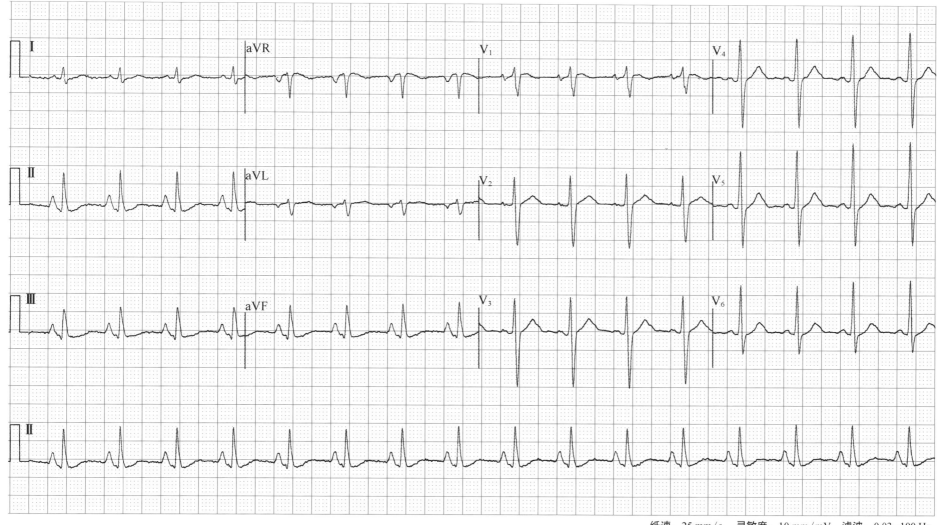

纸速：25 mm/s　　灵敏度：10 mm/mV　　滤波：0.03~100 Hz

图 2-1　右心房扩大

心电图基本测量　窦性心律；QRS 电轴：+80°；心率：99 bpm；P：0.08 s；QRS：0.08 s；P-R：0.14 s；QT：0.32 s；R_{V_5}：1.66 mV；S_{V_1}：0.51 mV

心电图诊断依据　P 波形态高尖；Ⅱ、Ⅲ、aVF 导联≥0.25 mV

心电图诊断　窦性心律，右心房扩大

11

二、左心房扩大（二尖瓣型 P 波）

【诊断标准】 ① P 波时限＞0.11 s。② P 波形态：P 波增宽，常呈前低后高的双峰型，双峰间距≥0.04 s，在 Ⅰ、Ⅱ、aVL 导联较明显；V₁ 导联 P 波可呈正负双向，终末部的负向波深而宽。将负向波的深度(mm)乘以时间(s)称为 P 波的终末电势(PtfV₁)，其绝对值≥0.04 mm·s(Ptf V₁≤−0.04 mm·s)。③ P 波/P-R 段比值＞1.6(图 2-2)。

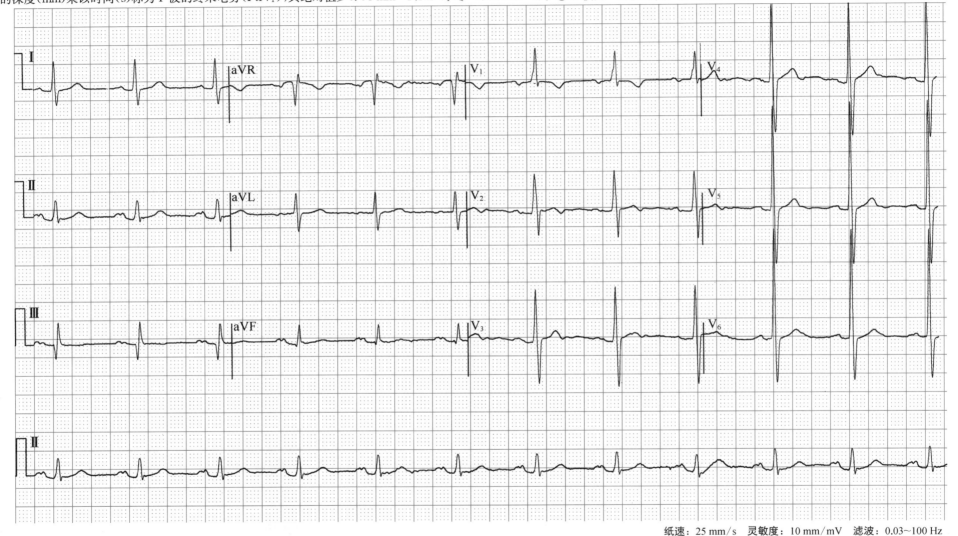

纸速：25 mm/s　灵敏度：10 mm/mV　滤波：0.03~100 Hz

图 2-2　左心房扩大

心电图基本测量　窦性心律；QRS 电轴：52°；心率：71 bpm；P：0.12 s；QRS：0.10 s；P-R：0.20 s；QT：0.38 s；R_{V_5}：2.85 mV；S_{V_1}：0.13 mV

心电图诊断依据　P 波增宽，时限＞0.11 s(符合诊断标准①)；Ⅱ 导联 P 波呈前低后高的双峰型，双峰间距≥0.04 s；V₁ 导联 P 波呈正负双向，Ptf V₁≤−0.04 mm·s(符合诊断标准②)

心电图诊断　窦性心律，左心房扩大

三、双侧心房肥大

【诊断标准】 同时具备左、右心房扩大的心电图特征：① P 波形态高尖，肢体导联电压≥0.25 mV，胸导联电压≥0.15 mV。② P 波增宽，时限>0.11 s。③ V_1 导联 P 波呈正负双向时，正向波高尖≥0.15 mV，负向波 PtfV_1 绝对值≥0.04 mm·s(Ptf V_1≤−0.04 mm·s)(图 2−3)。

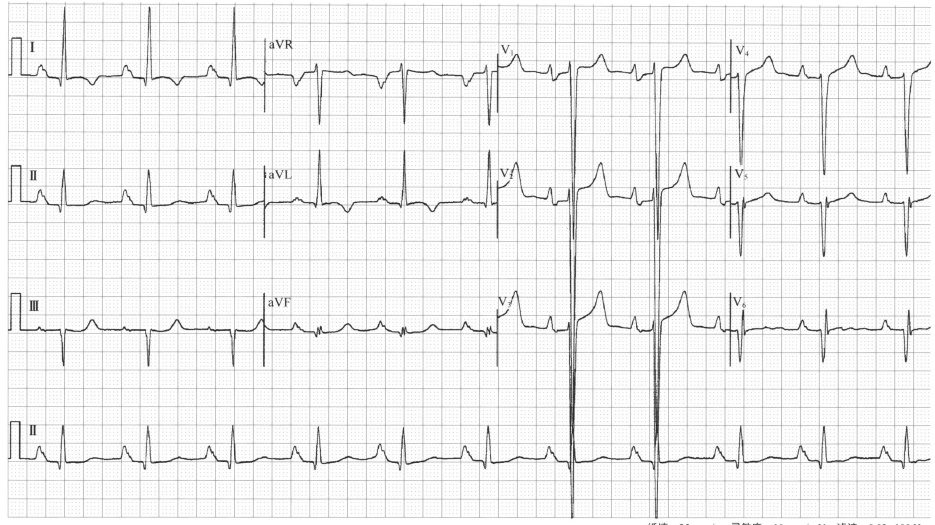

纸速：25 mm/s   灵敏度：10 mm/mV   滤波：0.03~100 Hz

图 2−3 双心房扩大

心电图基本测量　窦性心律；QRS 电轴：0°；心率：70 bpm；P：0.12 s；QRS：0.10 s；P−R：0.22 s；QT：0.44 s；R_{V_5}：0.16 mV；S_{V_1}：4.22 mV

心电图诊断依据　下壁导联 P 波形态高尖，电压≥0.25 mV，V_1 导联 P 波双向，正向部分振幅≥0.15 mV(符合诊断标准①)；P 波增宽，时限>0.11 s，Ptf V_1≤−0.04 mm·s(符合诊断标准②)。
本图另见：胸导联 R 波递增不良；I、aVL 导联 T 波倒置

心电图诊断　窦性心律，双心房扩大、胸导联 R 波递增不良、T 波改变、QT 延长

四、左心室肥大

【诊断标准】 ① QRS波群电压增高：肢体导联标准：$R_I>1.5\ mV$，$R_{aVL}>1.2\ mV$，$R_{aVF}>2.0\ mV$，或 $R_I+S_{III}>2.5\ mV$；胸导联标准：R_{V_5} 或 $R_{V_6}>2.5\ mV$，$R_{V_5}+S_{V_1}>3.5\ mV$（女性）或 $4.0\ mV$（男性）。Cornell 标准：$R_{aVL}+S_{V_3}>2.8\ mV$（男）或 $2.5\ mV$（女）。② 心电轴可轻度左偏。③ QRS波群时间可延长到 $0.10\sim0.11\ s$。④ 可在以 R 波为主的导联（如 V_5、V_6）出现 ST 段下移 $\geq0.05\ mV$，T 波低平、双向或倒置；以 S 波为主的导联（如 V_1）上出现直立的 T 波。此类 ST-T 改变多为继发性改变，称为左心室肥大伴劳损。符合①中的一项或几项，结合②、③、④之一，一般支持左心室肥大诊断。诊断条件符合越多，可靠性越大（图2-4）。

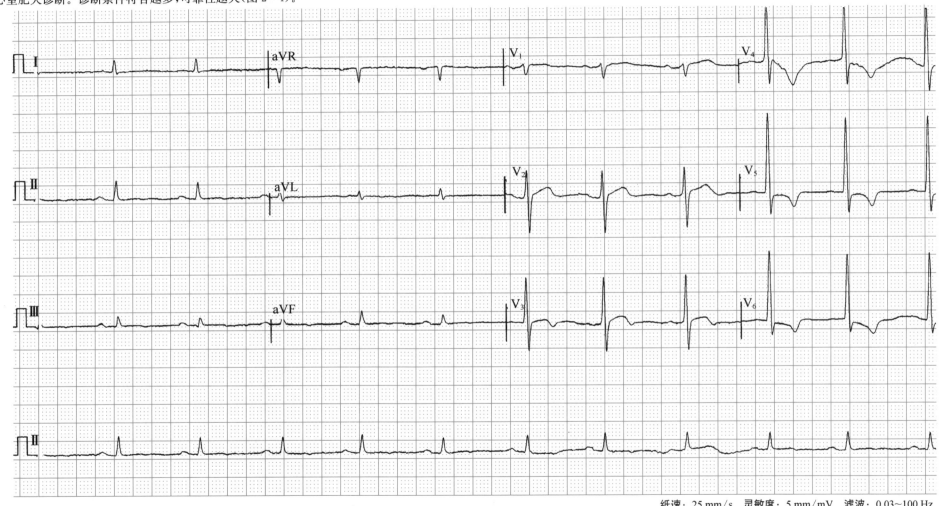

纸速：25 mm/s　灵敏度：5 mm/mV　滤波：0.03~100 Hz

图 2-4　左心室肥大

心电图基本测量　窦性心律；QRS电轴：$+53°$；心率：69 bpm；P：$0.10\ s$；QRS：$0.09\ s$；P-R：$0.18\ s$；QT：$0.36\ s$；R_{V_5}：$4.20\ mV$；S_{V_1}：$0.60\ mV$

心电图诊断依据　R_{V_5} 为 $4.2\ mV$，$R_{V_5}+S_{V_1}$ 为 $4.80\ mV$（注意本图为1/2标准电压），$V_4\sim V_6$ 导联 ST 水平型压低，T 波倒置

心电图诊断　窦性心律，左心室肥大伴劳损

五、右心室肥大

【诊断标准】 ① QRS 波群形态改变：V_1 的 R/S>1，V_5 的 R/S<1，或 aVR 的 R/Q>1 或 R/S>1，V_1 或 V_3R 的 QRS 波群呈 RS、R 或 qR 型（极度肥大时）。② QRS 波群电压改变：R_{V_1}>1.0 mV 或 R_{V_1}＋S_{V_5}>1.2 mV，或 R_{aVR}>0.5 mV。③ 心电轴右偏>90°（尤其是显著右偏>+110°者）。④ 可见 V_1 或 V_3R 等右胸导联 ST 段下移>0.05 mV，T 波低平、双向或倒置。上述诊断依据中 QRS 波的形态改变和电轴右偏的诊断价值较大。阳性指标越多，诊断价值越高（图 2-5）。

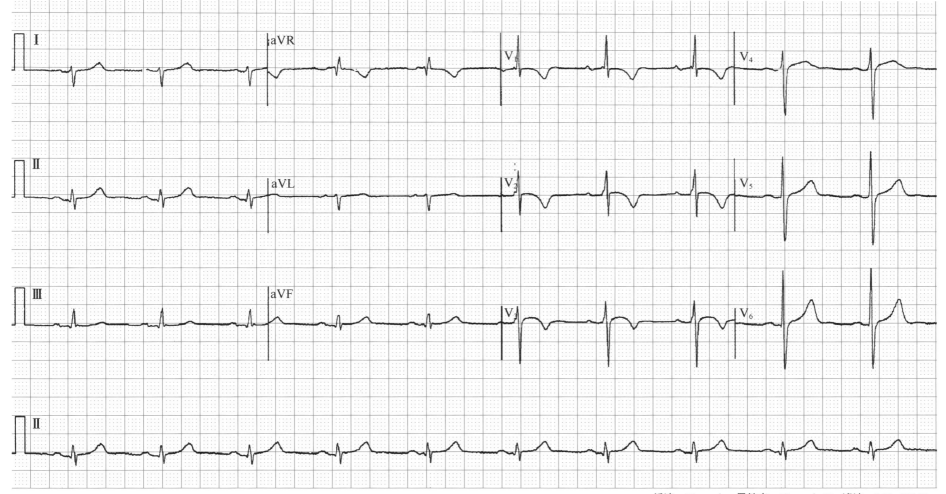

纸速：25 mm/s　灵敏度：10 mm/mV　滤波：0.03~100 Hz

图 2-5　右心室肥大

心电图基本测量　窦性心律；QRS 电轴：+120°；心率：72 bpm；P：0.07 s；QRS：0.10 s；P-R：0.17 s；QT：0.40 s；R_{V_5}：1.1 mV；S_{V_1}：0.20 mV

心电图诊断依据　电轴右偏>90°；V_1 呈 Rs 型，R/S>1，R_{V_1}＋S_{V_5}>1.2 mV

心电图诊断　窦性心律，右心室肥大

15

六、双心室肥大

【诊断标准】 双心室肥大可表现为下列 3 种情况：① 左、右心室同时肥大产生的心电向量相互抵消，表现为正常或大致正常心电图。② 一侧心室肥大的特征被掩盖，只显示出单侧心室肥大的心电图表现（以左心室肥大多见）。③ 同时出现左、右心室肥大的心电图图形（图 2 - 6）。

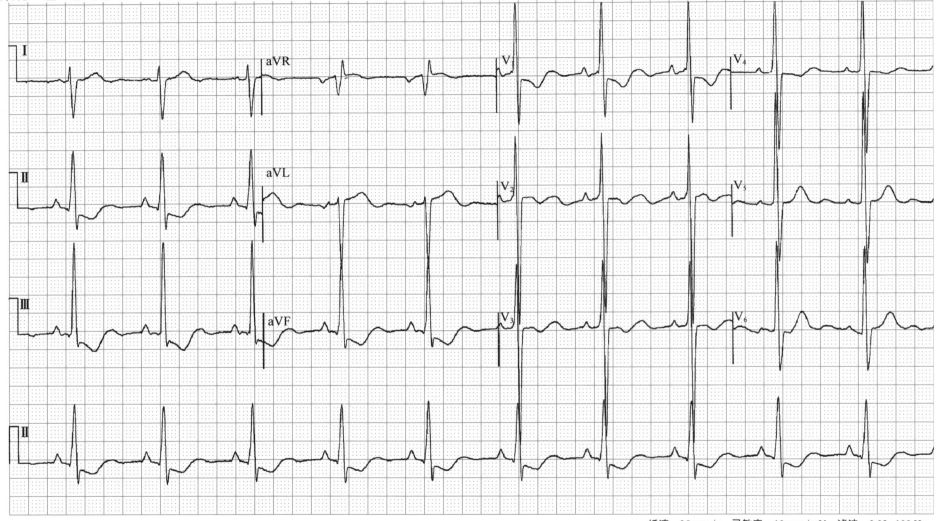

纸速：25 mm/s　　灵敏度：10 mm/mV　　滤波：0.03~100 Hz

图 2 - 6　双心室肥大

　　心电图基本测量　窦性心律；QRS 电轴：＋105°；心率：64 bpm；P：0.08 s；QRS：0.11 s；P - R：0.18 s；QT：0.38 s；R_{V_5}：3.06 mV；S_{V_1}：1.33 mV

　　心电图诊断依据　R_{V_5}>2.5 mV，QRS 波群时间 0.10~0.11 s，符合左心室肥大诊断；电轴右偏，V_1 呈 RS 型，R/S>1，R_{V_1} 2.1 mV，同时符合右心室肥大的标准；Ⅱ、Ⅲ、aVF，V_1~V_4 导联的 ST 段下斜形压低，T 波双向、倒置

　　心电图诊断　窦性心律，双心室肥大，ST - T 改变

第二节　心肌缺血与心肌梗死

冠状动脉的闭塞引起冠状动脉分布区域的心肌供血中断,导致持久而严重的心肌急性缺血而引起的部分心肌坏死称为心肌梗死。急性心肌梗死发生时心电图往往出现显著而特异的改变,对确定诊断、估计病情具有很重要的价值。心肌梗死的心电图诊断包括定性、分期、定位3个方面。

发生心肌梗死后,随着时间推移,在心电图上可先后出现缺血型T波改变、损伤型ST段移位和坏死型Q波改变3种类型的图形而呈现心肌梗死特征性的改变。此3种类型的心电图改变常综合反映在面对梗死室壁的导联上,而在背离梗死区的导联上,则表现为大致相反的图形:R波增高而无异常Q波,ST段压低,T波增高,一般称为"对应性改变"。而当冠状动脉的一个较大分支突然发生阻塞致某一区域发生梗死时,置于中心的坏死区的电极可记录到异常Q波或QS波,靠近坏死区周围的严重损伤区的电极记录到ST段抬高,最外周的较轻的缺血区呈T波倒置。如同时有上述3种图形改变则心肌梗死诊断基本成立(图2-7)。

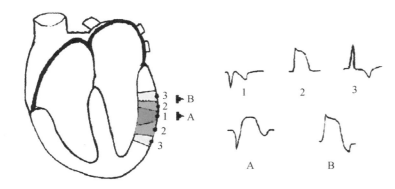

1　为直接置于中心坏死区心外膜处的电极及记录到的坏死图形
2　为直接置于严重损伤区心外膜处的电极及记录到的损伤图形
3　为直接置于外周较轻的缺血区心外膜处的电极及记录到的缺血图形
A　位于坏死区中心的体表电极记录到的缺血和损伤、坏死图形
B　位于坏死区周围的体表电极记录到的缺血、损伤图形

图2-7　急性心肌梗死的特征性心电图改变

心肌梗死的3种特征性改变具有一定的演变规律。根据以上心电图的典型演变过程,可将心肌梗死分为4期:① 超急性期(早期)。② 急性期(充分发展期)。③ 亚急性期(近期)。④ 陈旧期(愈合期)。各期呈现其相应的心电图特征(图2-8)。近年来在临床上所开展的溶栓或介入治疗,可明显缩短急性心肌梗死的病程,并可使其心电图表现不再呈现上述典型演变过程。

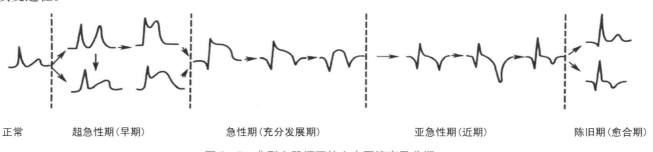

正常　　　　　超急性期(早期)　　　　　急性期(充分发展期)　　　　　亚急性期(近期)　　　　　陈旧期(愈合期)

图2-8　典型心肌梗死的心电图演变及分期

17

心肌梗死的部位主要根据心电图坏死型图形(异常 Q 波)出现于哪些导联而作出判断。在急性心肌梗死早期,尚未出现坏死型 Q 波时,心肌梗死的部位可根据 ST 段抬高或压低,以及 T 波异常(增高或深倒置)出现的导联来判定。发生心肌梗死的部位多与冠状动脉分支的供血区域相关。因此,根据心电图确定的梗死部位大致可以确定梗死相关的血管病变(表 2-1)。

表 2-1　心电图导联与心室部位及冠脉血供之间的关系

部　　位	对　应　导　联	供　应　血　管
前间隔	V_1、V_2、(V_3)	左冠状动脉前降支
前壁	(V_2)、V_3、V_4、(V_5)	左冠状动脉前降支
广泛前壁	V_1、V_2、V_3、V_4、V_5、V_6	左冠状动脉前降支
侧壁	Ⅰ、aVL、V_5、V_6	左冠状动脉前降支的对角支或左冠状动脉回旋支
正后壁	V_7、V_8、V_9	左冠状动脉回旋支或右冠状动脉
下壁	Ⅱ、Ⅲ、aVF	右冠状动脉或左回旋支
右心室	(V_1)、V_3R、V_4R、V_5R	右冠状动脉

心肌梗死根据是否出现 Q 波可以分为 Q 波型或非 Q 波型心肌梗死。非 Q 波型心肌梗死过去称为"非透壁心肌梗死"或"心内膜下心肌梗死"。但近年来研究发现,非 Q 波型心肌梗死既可为非透壁性,亦可为透壁性。与典型的 Q 波型心肌梗死比较,此种不典型心肌梗死较多见于多支冠脉病变。多部位的心肌梗死(不同部位的梗死向量相互抵消)、梗死范围弥漫或局限、梗死区位于心电图常规导联的盲区等因素均可引起 Q 波的不典型。心肌梗死后是否出现 Q 波通常是回顾性诊断。近年来把急性心肌梗死根据 ST 段是否抬高分为 ST 段抬高性心肌梗死和非 ST 段抬高性心肌梗死,在坏死型 Q 波出现前及时采取不同的干预手段以最大程度地改善心肌梗死患者的预后。ST 段抬高性心肌梗死指 2 个或 2 个以上相邻导联出现 ST 段抬高;非 ST 段抬高性心肌梗死指心电图上只有 ST 段压低和(或)T 波倒置、或无 ST-T 异常。两者都可能出现或不出现 Q 波。

一、心肌梗死超急性期(早期)

【诊断标准】 见于急性心肌梗死发生后数分钟或数小时内。主要表现为缺血性 T 波及损伤性 ST 段的图形演变。心电图可见：① T 波高耸。② ST 段斜行上升。③ 尚未出现坏死性 Q 波。④ 有时可见急性损伤性阻滞：R 峰时间≥0.045 s，R 波升支可有切迹(图 2－9)。

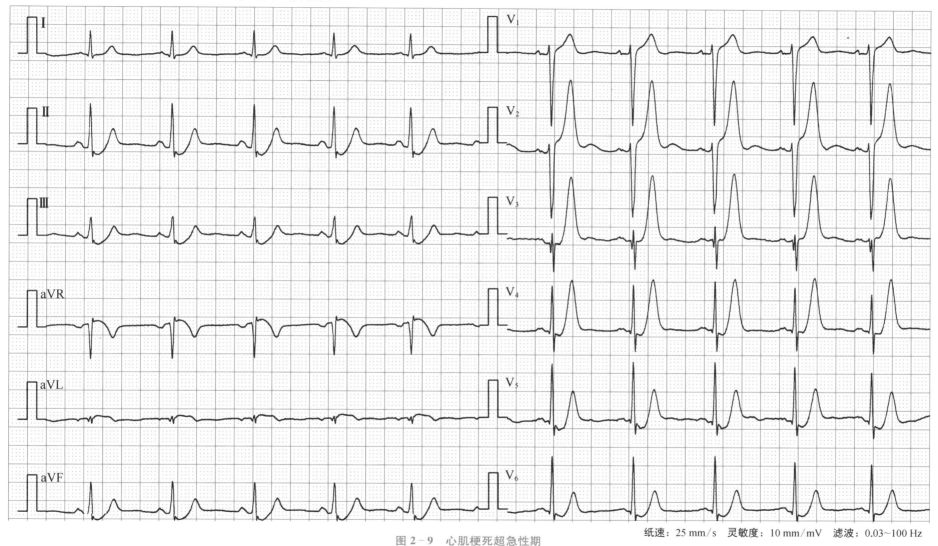

图 2－9　心肌梗死超急性期

纸速：25 mm/s　灵敏度：10 mm/mV　滤波：0.03～100 Hz

心电图基本测量　窦性心律；QRS 电轴：＋56°；心率：72 bpm；P：0.08 s；QRS：0.08 s；P－R：0.13 s；QT：0.34 s；R_{V_5}：1.52 mV；S_{V_1}：2.0 mV

心电图诊断依据　患者胸痛 1 h 入院。图中见 $V_2 \sim V_4$ T 波高耸；V_1、V_2、V_3 导联 r 波递增不良；Ⅱ、Ⅲ、aVF、$V_4 \sim V_6$ ST 段压低，aVR、aVL 导联 ST 段抬高。结合临床，需注意动态改变

心电图诊断　窦性心律，T 波高耸(呈急性心肌梗死超急性期改变)，ST 段压低(Ⅱ、Ⅲ、aVF、$V_4 \sim V_6$)，ST 段抬高(aVR、aVL)，需注意动态演变

二、心肌梗死急性期(充分发展期)

【诊断标准】 此期开始于梗死后数小时或数日,可持续数周(常为4周)。此期坏死性Q波、损伤性ST段抬高和缺血性T波倒置可同时并存及演变。以病理性Q波或QS波出现为进入急性期的特征。心电图可见:① 病理性Q波或QS波。② ST段弓背向上抬高。③ T波由直立逐渐演变为对称性倒置(图2-10、图2-11、图2-12)。

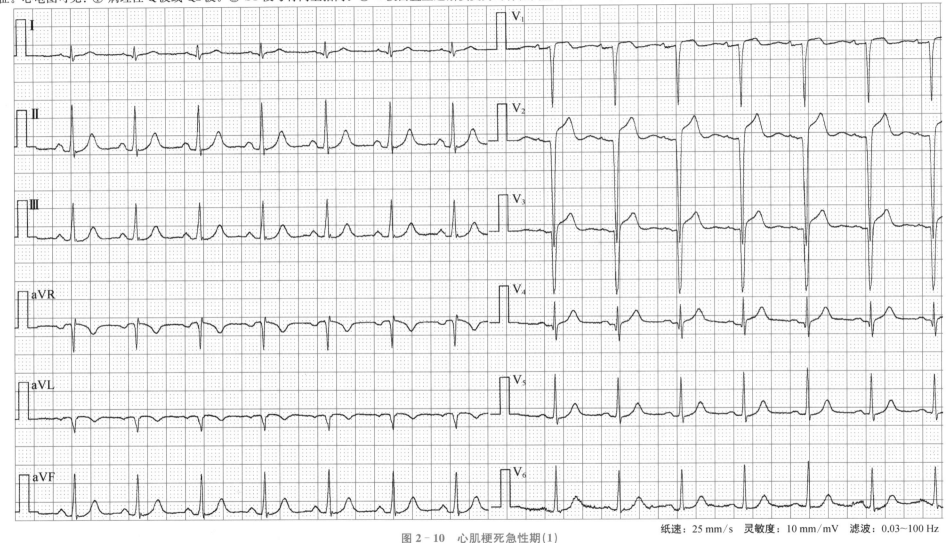

图 2-10 心肌梗死急性期(1)

纸速:25 mm/s 灵敏度:10 mm/mV 滤波:0.03~100 Hz

心电图基本测量 窦性心律;QRS电轴:84°;心率:88 bpm;P:0.10 s;QRS:0.08 s;P-R:0.14 s;QT:0.32 s;R_{V_5}:1.0 mV;S_{V_1}:1.6 mV

心电图诊断依据 本图和图2-9为同一患者,本图为其发病3 h后心电图。V_1~V_3导联见ST段抬高,T波直立,V_1~V_3呈QS型。V_4导联R波振幅减小,Q波加深。和前一图比较,该图aVL导联R波消失而呈QS型,Ⅰ导联R波振幅减小,提示高侧壁心肌梗死

心电图诊断 急性前间隔、前壁、高侧壁性心肌梗死(急性期)

20

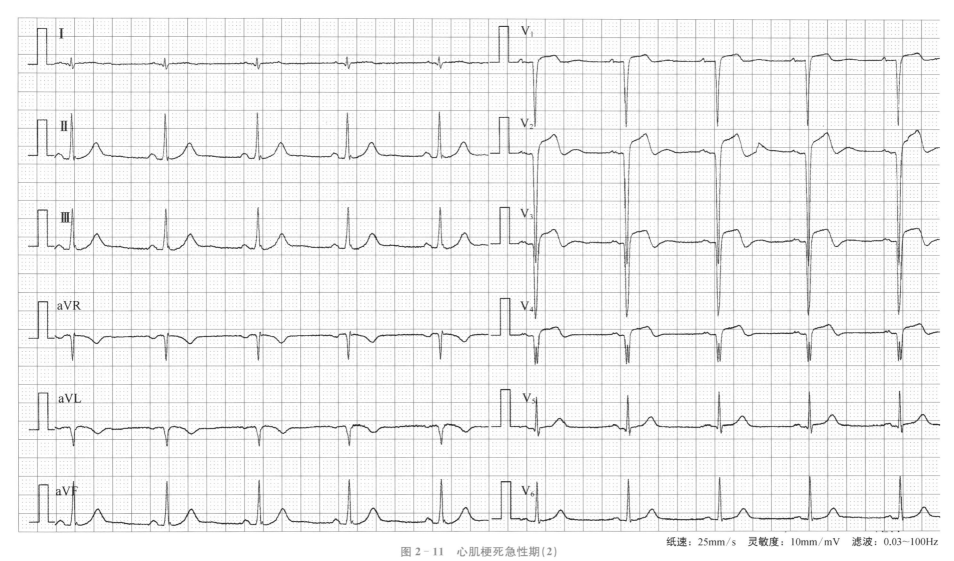

图 2-11 心肌梗死急性期(2)

纸速：25mm/s 灵敏度：10mm/mV 滤波：0.03~100Hz

心电图基本测量 窦性心律；QRS 电轴：90°；心率：66 bpm；P：0.10 s；QRS：0.08 s；P-R：0.14 s；QT：0.38 s；R_{V_5}：0.95 mV；S_{V_1}：1.8 mV

心电图诊断依据 本图和图 2-9、图 2-10 为同一患者,本图为其发病第 2 日心电图。V_1~V_3 导联见 ST 段抬高,T 波开始倒置,V_1~V_4、aVL 呈 QS 型

心电图诊断 急性前间隔、前壁、高侧壁心肌梗死(急性期)

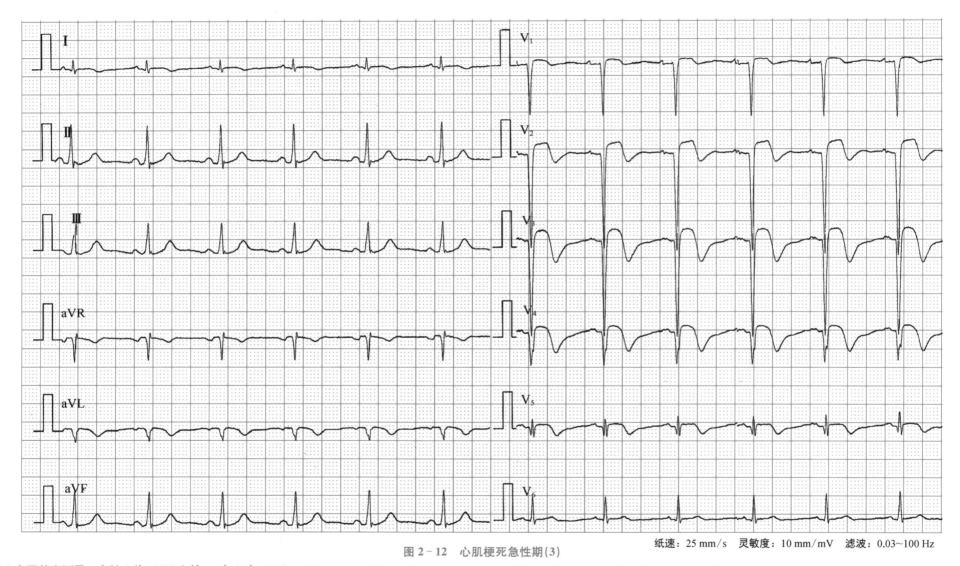

图 2-12　心肌梗死急性期(3)

纸速：25 mm/s　灵敏度：10 mm/mV　滤波：0.03~100 Hz

心电图基本测量　窦性心律；QRS 电轴：75°；心率：76 bpm；P：0.10 s；QRS：0.08 s；P-R：0.14 s；QT：0.38 s；R_{V_5}：0.30 mV；S_{V_1}：1.4 mV

心电图诊断依据　本图和图 2-9、图 2-10、图 2-11 为同一患者，本图为其发病第 3 日心电图。$V_1 \sim V_5$ 导联见 ST 段弓背向上抬高，T 波继续深倒，$V_1 \sim V_4$ 呈 QS 型，V_5 出现病理性 Q 波

心电图诊断　急性前间隔、前壁、高侧壁心肌梗死(急性期)

三、心肌梗死亚急性期(近期)

【诊断标准】 发生于梗死后数周至数月,主要是坏死(Q波)及缺血(T波)图形。以ST段恢复至基线为进入亚急性期的特征。① 抬高的ST段基本恢复至基线。② T波的动态变化:逐渐加深,又逐渐变浅,直到恢复正常或趋于恒定不变的T波倒置。③ 坏死性Q波持续存在。

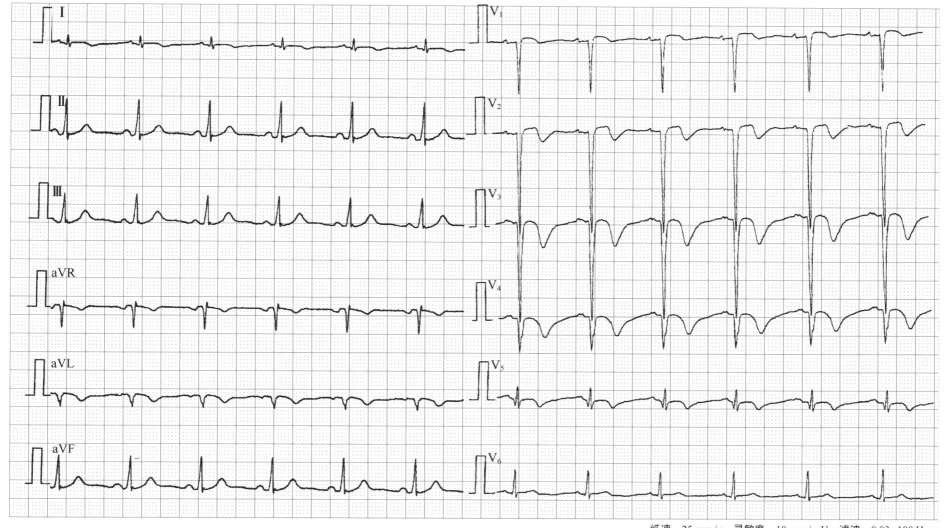

纸速:25 mm/s　灵敏度:10 mm/mV　滤波:0.03~100 Hz

图 2 - 13　心肌梗死亚急性期

心电图基本测量　窦性心律;QRS电轴:90°;心率:65 bpm;P:0.10 s;QRS:0.08 s;P-R:0.14 s;QT:0.38 s;R_{V_5}:0.30 mV;S_{V_1}:1.4 mV

心电图诊断依据　本图和图2-9、图2-10、图2-11、图2-12为同一患者,本图为其发病2周心电图。ST段基本回落至基线,倒置的T波逐渐变浅,V_1~V_4呈QS型,V_5见病理性Q波

心电图诊断　急性前间隔、前壁、高侧壁心肌梗死(亚急性期)

23

四、心肌梗死陈旧期(慢性愈合期)

【诊断标准】 梗死发后数月或数年,主要是坏死的图形。以异常图形稳定不变为进入陈旧期的标志。表现为:① 恒定的 Q 波或 QS 波。② ST 段与 T 波恢复正常或 T 波倒置(或低平)不再变化。

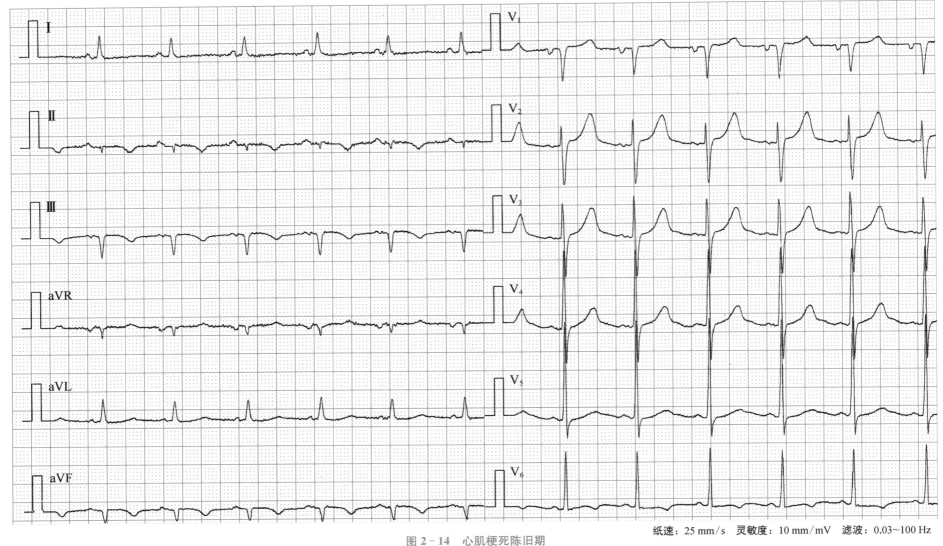

纸速: 25 mm/s   灵敏度: 10 mm/mV   滤波: 0.03~100 Hz

图 2-14   心肌梗死陈旧期

心电图基本测量   窦性心律;QRS 电轴:—33°;心率:78 bpm;P:0.08 s;QRS:0.10 s;P-R:0.14 s;QT:0.42 s;R_{V_5}:2.70 mV;S_{V_1}:0.85 mV

心电图诊断依据   Ⅱ 导联呈 qr 型,q 波≥0.04 s,q 波>1/4R,Ⅲ、aVF 导联呈 QS 型,I、aVL 导联 T 波低平,V₆ 导联 T 波倒置。R_{V_5}>2.5 mV, Ptf V_1≤—0.04 mm·s

心电图诊断   窦性心律,陈旧性下壁心肌梗死,左心室高电压,Ptf V_1≤—0.04 mm·s

五、非 ST 段抬高性心肌梗死

【诊断标准】 ST 段普遍性压低≥0.1 mV,T 波倒置或呈冠状 T,并出现 T 波动态演变。

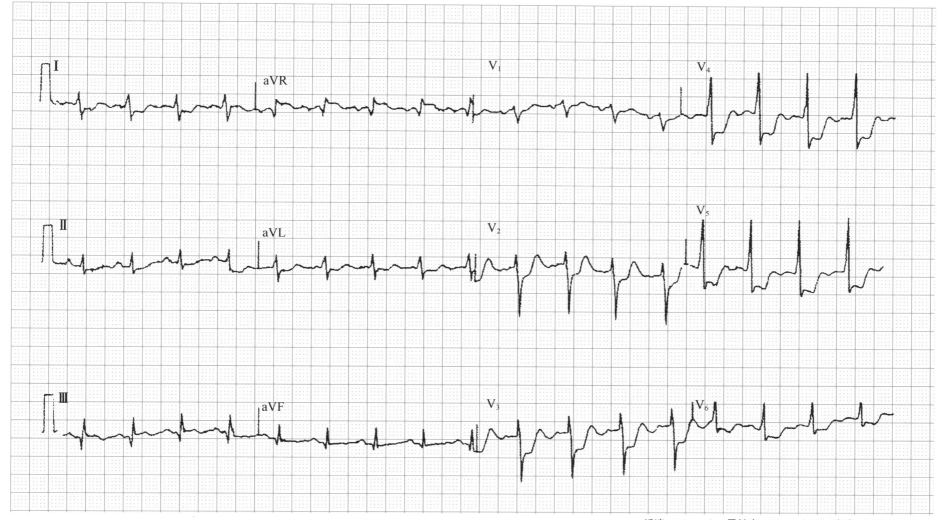

图 2-15 非 ST 段抬高性心肌梗死

纸速:25 mm/s 灵敏度:10 mm/mV 滤波:0.03~100 Hz

心电图基本测量 窦性心律;QRS 电轴:−68°;心率:125 bpm;P:0.08 s;QRS:0.08 s;P-R:0.14 s;QT:0.32 s;R_{V_5}:1.3 mV;S_{V_1}:0.3 mV

心电图诊断依据 Ⅰ、Ⅱ、aVL 导联、V_2~V_4 见广泛 ST 段压低,aVR 导联 ST 段抬高

心电图诊断 ST-T 改变(Ⅰ、Ⅱ、aVL 导联、V_2~V_4)。结合胸痛病史及心肌酶谱的升高,可诊断为急性非 ST 段心肌梗死,需动态随访心电图

六、慢性冠状动脉供血不足

【诊断标准】 ① ST 段压低：部分导联 ST 段缺血性压低(呈水平型或下垂型，即 ST 段与通过 R 波顶点的垂线所成的交角≥90°)≥0.05 mV 或近似缺血性压低(ST 段与 R 波顶点垂线的交角介于 81°～89°之间)>0.075 mV。ST 段与 T 波有明显的分界，ST 段长度>0.08 s。② T 波低平、双向或倒置。呈现"冠状 T 波"(对称性倒置 T 波)特点时诊断较有把握。

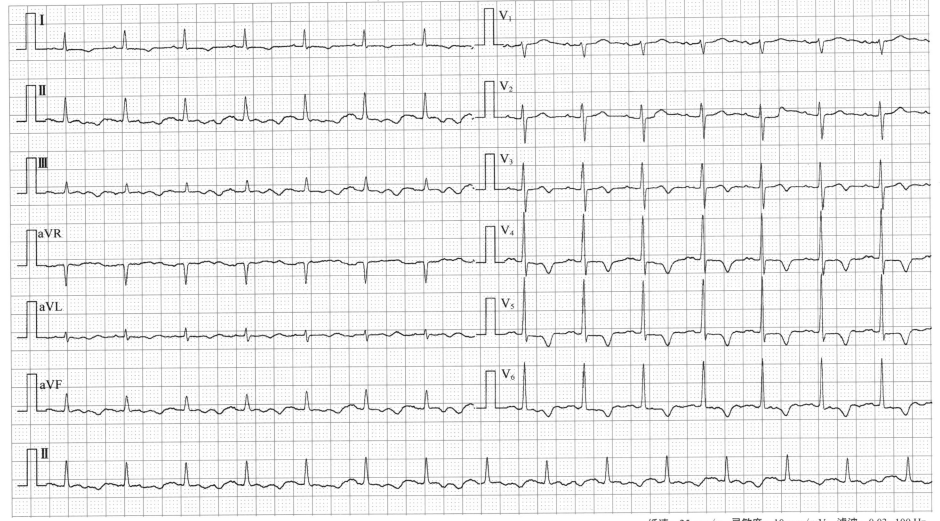

纸速：25 mm/s   灵敏度：10 mm/mV   滤波：0.03～100 Hz

图 2 - 16   慢性冠状动脉供血不足

心电图基本测量   窦性心律；QRS 电轴：+55°；心率：93 bpm；P：0.08 s；QRS：0.08 s；P - R：0.16 s；QT：0.32 s；R_{V_5}：1.60 mV；S_{V_1}：0.30 mV

心电图诊断依据 V_4～V_6 导联可见 ST 段水平型压低 0.75～1.0 mV，T 波倒置；I、aVL 及 Ⅱ、Ⅲ、aVF 导联 T 波倒置；Ⅱ、Ⅲ、aVF 导联 U 波倒置

心电图诊断   窦性心律，ST 段水平压低(V_5、V_6)，T 波倒置，U 波倒置

第三节　心　律　失　常

正常情况下,心脏的激动起源于窦房结,按照一定的频率和速度,顺序下传至心室使之兴奋。如果由于某些原因,使心脏激动起源的部位、频率、节律,以及激动传导的顺序、速度任意一项发生异常,则称之为心律失常(arrhythmia)。按照心律失常的发生机制,可将其分为激动起源异常和激动传导异常两大类。

心肌细胞具有自律性、兴奋性、传导性和收缩性。心律失常的发生与前三者密切相关。

心肌在不受外界刺激的影响下能自动地、规律地产生兴奋和发放冲动的特性称自律性。自律性以窦房结为最高,正常为 60～100 bpm;房室结次之,为 40～60 bpm;希氏束以下仅25～40 bpm。由于正常情况下窦房结起搏点频率最高,故窦房结节律为正常心脏的主导节律,称窦性心律。若窦房结以外的异位起搏点自律性异常增高超过窦性频率时,则可出现主动性异位节律(期前收缩、异位性心动过速)。若是由于窦房结自律性降低或停搏,或各种原因造成的传导阻滞时,房室交界区或更低部位的潜在起搏点便取代窦房结形成被动性异位节律(逸搏与逸搏心律),此属于保护性机制。

心肌细胞对受到的刺激做出应答反应的能力称为兴奋性(应激性),其兴奋性表现为细胞膜通透性的改变而产生动作电位,并以一定形式向周围扩布。心肌细胞兴奋性具有不应期,不应期可随着心动周期的长短发生改变。心肌细胞处于有效不应期时,心肌细胞不能对任何强弱刺激产生兴奋(绝对不应期)或者产生局部兴奋而不能扩布(但可产生新的不应期)。心肌细胞处于相对不应期时可对较强刺激引起激动,但除极速度和幅度较正常低,传导慢或发生递减传导,由此而产生的不应期也较短,此期易发生心律失常。在相对不应期之后,相当于心电图上 T - U 连接处,用稍低于阈值的刺激也能激发动作电位,称之为超常期。此后,心肌细胞兴奋性恢复到正常水平。就心室或心房的细胞群而言,从绝对不应期到相对不应期前一半的一段时间,由于心肌细胞兴奋性恢复不一致,使各部分心肌的兴奋性和传导速度差异显著,在某一合适的刺激下易发生多处的单向阻滞和折返激动而引起颤动,称为易颤期(易损期)。心室的易颤期约处于心电图上 T 波顶峰偏前30 ms 处,此时不论内源性的期前收缩或外源电刺激(R on T)往往造成室性心动过速或心室颤动。心房的易颤期约处于心电图上 R 波的降支和 S 波之间。

一处心肌激动时能自动地向周围扩布称为心肌的传导性,主要通过心肌细胞闰盘部位的联络进行,心肌各部分的传导速度并不相同。起搏细胞群和部分主司传导的心肌细胞构成了特殊的起搏传导系统:窦房结、结间束、房室结、希氏束、束支及其分支、浦肯野纤维。其中浦肯野纤维与束支传导速度最快(4 000 mm/s),而房室结传导速度最慢(20～200 mm/s)。每一种心肌组织由于受各自不应期的影响,其传导速度是可变的。心肌传导功能的异常有下列几种表现形式:完全性传导阻滞、单向阻滞、隐匿性传导、传导延迟及折返激动等,均与心律失常有关。

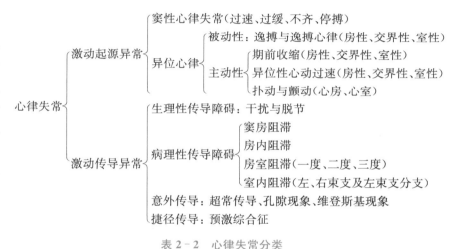

表 2 - 2　心律失常分类

一、窦性心动过速

【诊断标准】　① 具有窦性心律的特点：窦性 P 波在 I、II、aVF、V₄～V₆ 导联直立，aVR 导联倒置。② 窦性 P 波规律发生，P 波频率多在 100～160 bpm 之间。③ 有时可伴有继发性 ST-T 改变(图 2-17)。

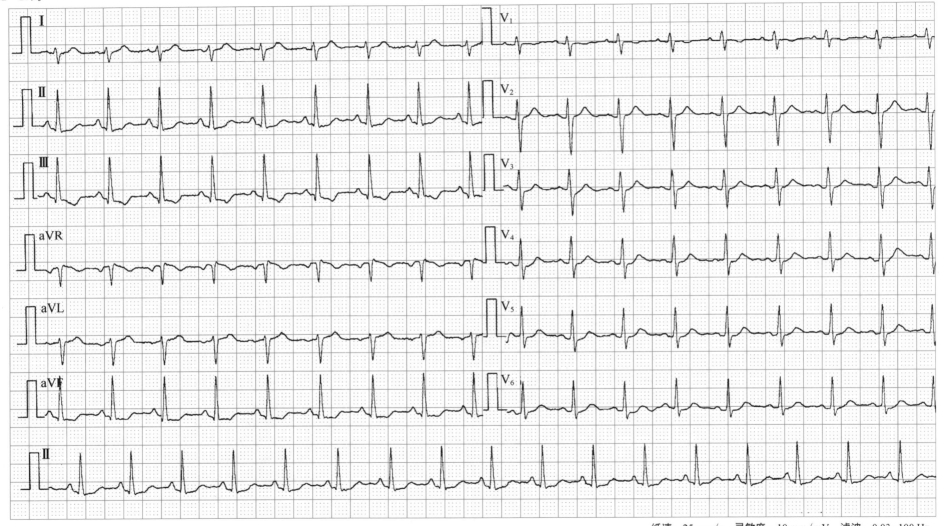

纸速：25 mm/s　灵敏度：10 mm/mV　滤波：0.03～100 Hz

图 2-17　窦性心动过速

心电图基本测量　窦性心律；QRS 电轴：+89°；心率：111 bpm；P：0.08 s；QRS：0.08 s；P-R：0.12 s；QT：0.30 s；Rᵥ₅：0.80 mV；Sᵥ₁：0.30 mV

心电图诊断依据　P 波在 I、II、aVF 导联直立，aVR 导联倒置，符合窦性 P 波标准，且窦性 P 波规则出现，频率 111 bpm，P-R 间期 0.18 s，后随室上性 QRS 波

心电图诊断　窦性心动过速

二、窦性心动过缓

【诊断标准】 ① 具有窦性心律的特点：窦性 P 波在 I、II、aVF、V₄～V₆ 导联直立，aVR 导联倒置。② 窦性 P 波规律发生，频率在 60 bpm 以下，通常不低于 40 bpm(图 2 - 18)。

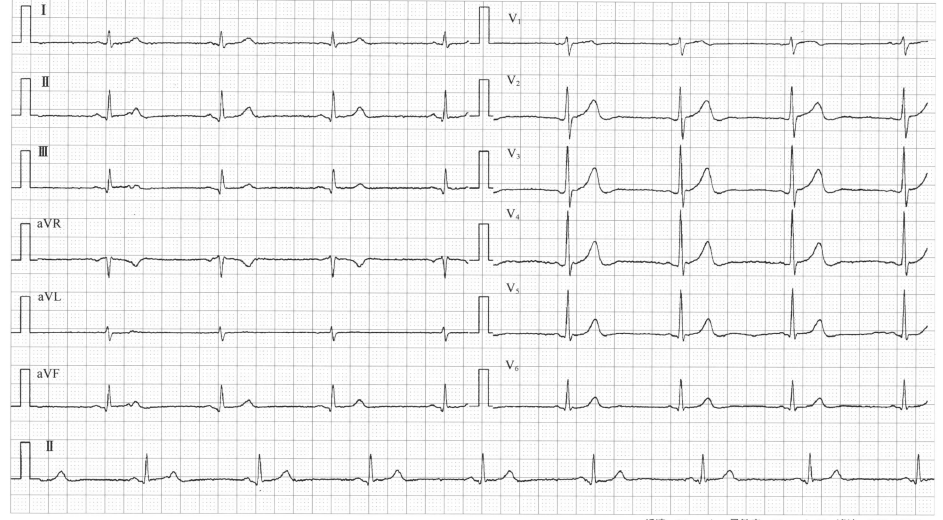

图 2 - 18 窦性心动过缓

纸速：25 mm/s 灵敏度：10 mm/mV 滤波：0.03～100 Hz

心电图基本测量 窦性心律；QRS 电轴：＋67°；心率：51 bpm；P：0.08 s；QRS：0.08 s；P - R：0.14 s；QT：0.40 s；R_{V_5}：1.29 mV；S_{V_1}：0.31 mV

心电图诊断依据 P 波在 I、II、aVF 导联直立，aVR 导联倒置，符合窦性 P 波标准，且窦性 P 波规则出现，频率 51 bpm，P - R 间期 0.14 s，后随室上性 QRS 波

心电图诊断 窦性心动过缓

三、窦性心律不齐

【诊断标准】 ① 具有窦性心律的特点：窦性P波在Ⅰ、Ⅱ、aVF、V₄～V₆导联直立，aVR导联倒置。② 在一次心电图记录中，最长的P-P间距与最短的P-P间距之差>0.12 s。如果窦性心律在吸气时频率加快，呼气时减慢，屏气时心律不齐消失称为呼吸性窦性心律不齐，属于生理现象。如果屏气后窦性心律不齐仍然存在，称为非呼吸性窦性心律不齐，其原因考虑为窦房结自律性强度不断变化，多见于器质性心脏病患者(图2-19)。

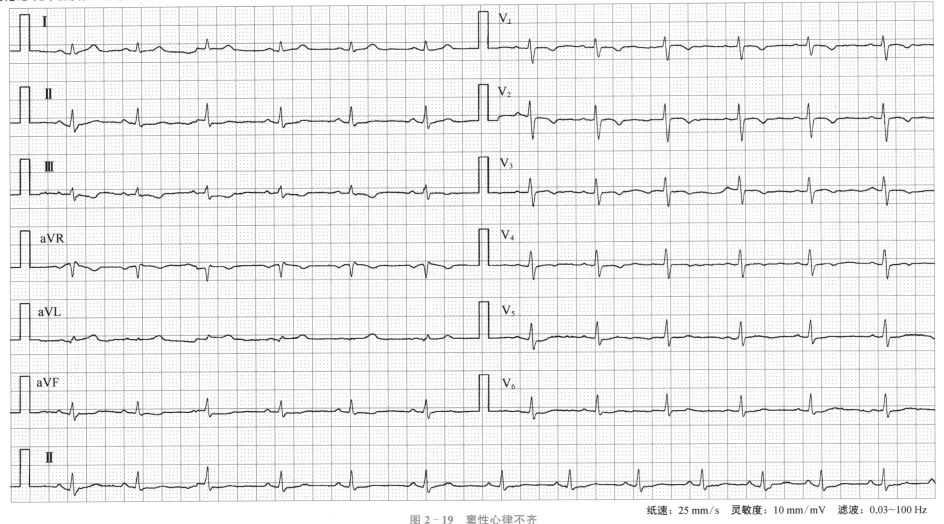

纸速：25 mm/s　　灵敏度：10 mm/mV　　滤波：0.03～100 Hz

图 2-19　窦性心律不齐

心电图基本测量　窦性心律；QRS电轴：+44°；心率：84 bpm；P：0.08 s；QRS：0.09 s；P-R：0.15 s；QT：0.33 s；Rᵥ₅：0.48 mV；Sᵥ₁：0.34 mV

心电图诊断依据　此图呈窦性心律，最长的P-P间距与最短的P-P间距之差>0.12 s。

心电图诊断　窦性心律不齐

四、二度Ⅰ型窦房传导阻滞

【诊断标准】 窦房传导逐渐延长,直至一次窦性激动不能传入心房。心电图表现为:① P-P间期逐渐缩短,直至出现一次P波漏搏而见P-P间距突然延长。② 长P-P间期和短P-P间期间无倍数关系。此现象周而复始,和呼吸无关(屏住呼吸此现象依然存在),呈现文氏周期(图2-20)。

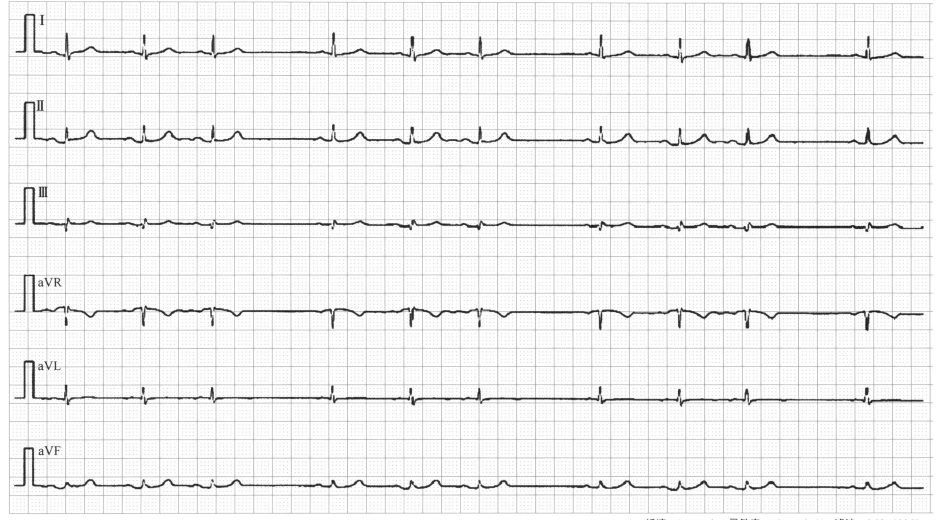

纸速:25 mm/s 灵敏度:10 mm/mV 滤波:0.03~100 Hz

图2-20 二度Ⅰ型窦房传导阻滞

心电图基本测量 窦性心律;QRS电轴:+41°;心率:68 bpm;P:0.09 s;QRS:0.08 s;P-R:0.15 s;QT:0.38 s;R_{V_5}:2.06 mV;S_{V_1}:0.42 mV

心电图诊断依据 第1、第2个P-P间期依次缩短,第3个P波后突然出现长的P-P间期,此长P-P间期和最短P-P间期无倍数关系,周而复始形成文氏周期

心电图诊断 窦性心律,二度Ⅰ型窦房传导阻滞

五、二度Ⅱ型窦房传导阻滞

【诊断标准】 ① 在规则的窦性P-P间期中突然出现长的P-P间期,长P-P间期是最短窦性P-P间期的整倍数,常为2倍或3倍。② 常出现逸搏(图2-21)。

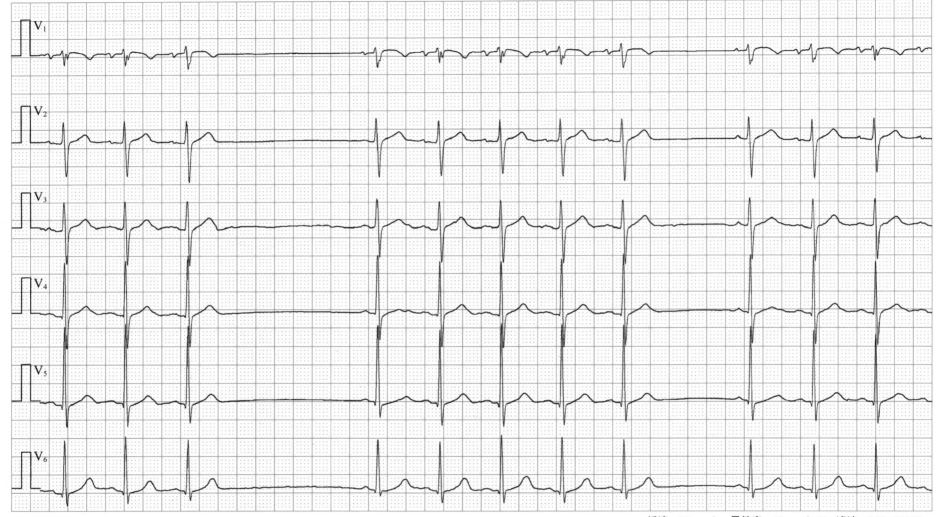

纸速:25 mm/s 灵敏度:10 mm/mV 滤波:0.03~100 Hz

图 2-21 二度Ⅱ型窦房传导阻滞

心电图基本测量 窦性心律;QRS电轴:+41°;心率:68 bpm;P:0.08 s;QRS:0.08 s;P-R:0.15 s;QT:0.38 s;R_{V_5}:2.06 mV;S_{V_1}:0.42 mV

心电图诊断依据 第3个P波后,突然出现长的P-P间期,此长P-P间期是正常窦性P-P间期的3倍,第8个P波后再次出现长P-P间期,此长P-P间期是正常窦性P-P间期的2倍,其后恢复正常窦性心律

心电图诊断 窦性心律,二度Ⅱ型窦房传导阻滞

六、窦性停搏(窦性静止)

【诊断标准】 窦房结在一定的时间内不能产生激动,称为窦性停搏。心电图表现为在规则的 P-P 间距规则的心电图记录中,突然出现一个或多个显著延长的 P-P 间距,而长 P-P 间距与基本的窦性 P-P 间距之间无整倍数关系。较长时间的窦性停搏后常出现房室交界性逸搏或室性逸搏(图 2-22)。

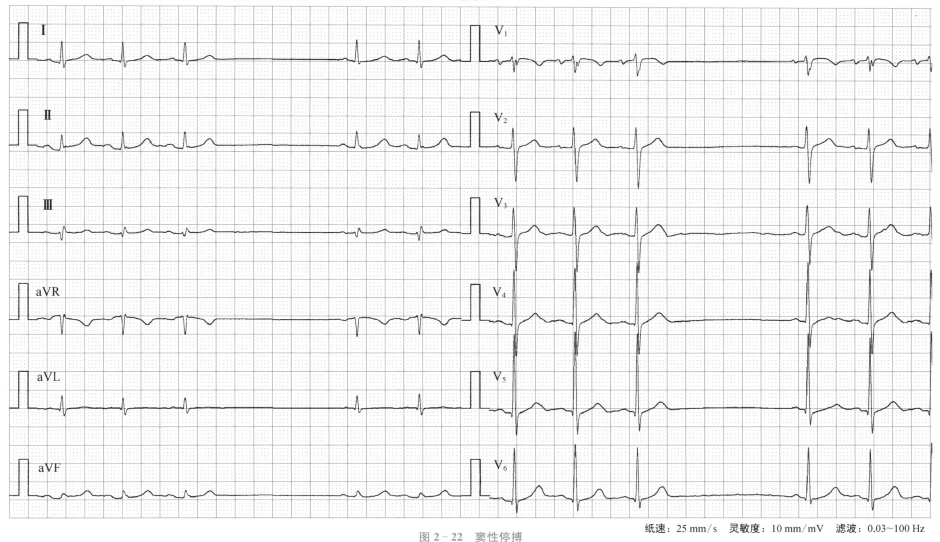

图 2-22 窦性停搏

纸速:25 mm/s   灵敏度:10 mm/mV   滤波:0.03~100 Hz

心电图基本测量 窦性心律;QRS 电轴:+41°;心率:60 bpm;P:0.09 s;QRS:0.08 s;P-R:0.15 s;QT:0.38 s;R_{V_5}:2.06 mV;S_{V_1}:0.42 mV

心电图诊断依据 第 3 个 P 波后,突然出现长的 P-P 间期,此长 P-P 间期和正常窦性 P-P 间期无倍数关系,R-R 间期达 2.0 s,其后恢复正常窦性心律

心电图诊断 窦性心律,窦性停搏

七、室性期前收缩三联律

【诊断标准】 ① 提早出现的宽大畸形的 QRS 波群(时间>0.12 s)。② 其前无 P 波或无相关 P 波。③ 其后 T 波方向与 QRS 波群主波方向相反。④ 一般代偿间歇完全。⑤ 某些频发的室性期前收缩可见一定的配对规律,如每 2 个窦性搏动后出现 1 个室性期前收缩,连续发生 3 次或 3 次以上,称为室性期前收缩三联律(图 2-23)。

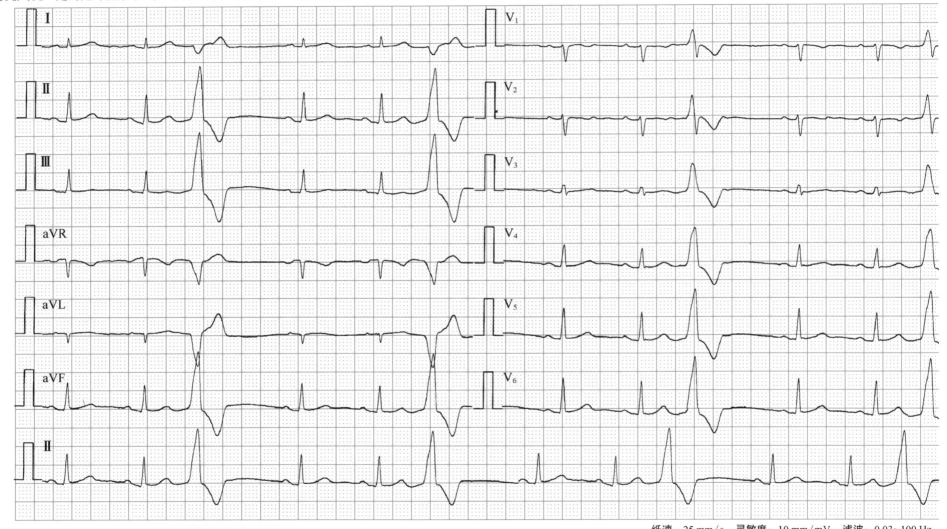

纸速: 25 mm/s   灵敏度: 10 mm/mV   滤波: 0.03~100 Hz

图 2-23　室性期前收缩三联律

心电图基本测量　窦性心律;QRS 电轴:+73°;心率:69 bpm;P:0.09 s;QRS:0.07 s;P-R:0.16 s;QT:0.35;R_{V_5}:0.83 mV;S_{V_1}:0.40 mV

心电图诊断依据　每 2 个窦性搏动后出现 1 个提早出现的宽大畸形的 QRS 波群。其前无 P 波,T 波方向与 QRS 波群主波方向相反,其后随完全性代偿间歇

心电图诊断　窦性心律,室性期间收缩三联律

八、室性期前收缩二联律

【诊断标准】 某些频发的室性期前收缩可见一定的配对规律,如每1个窦性搏动后均出现1个室性期前收缩,连续发生3次或3次以上,称为室性期前收缩二联律(图2-24)。

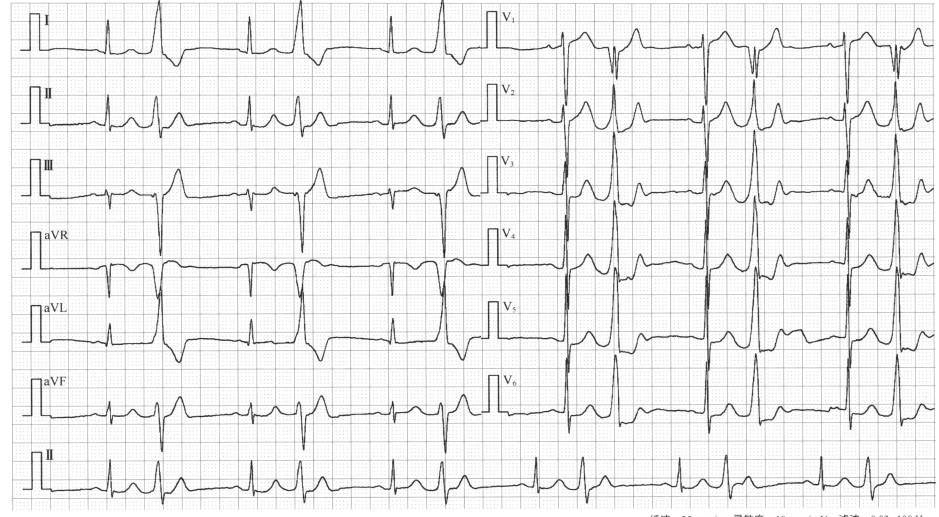

图 2-24 室性期前收缩二联律

纸速:25 mm/s 灵敏度:10 mm/mV 滤波:0.03~100 Hz

心电图基本测量 窦性心律;QRS电轴:+12°;心率:65 bpm;P:0.10 s;QRS:0.09 s;P-R:0.17 s;QT:0.39 s;R_{V_5}:1.77 mV;S_{V_1}:1.60 mV

心电图诊断依据 各导联出现提早出现的宽大畸形QRS波,其前无P波,T波方向与QRS波群主波方向相反;和正常窦性搏动和交替出现

心电图诊断 窦性心律,室性期前收缩二联律

九、室性期前收缩连发（成对室性期前收缩）

【诊断标准】 连续出现的2个室性期前收缩，称为室性期前收缩连发或成对出现的室性期前收缩（图2-25）。

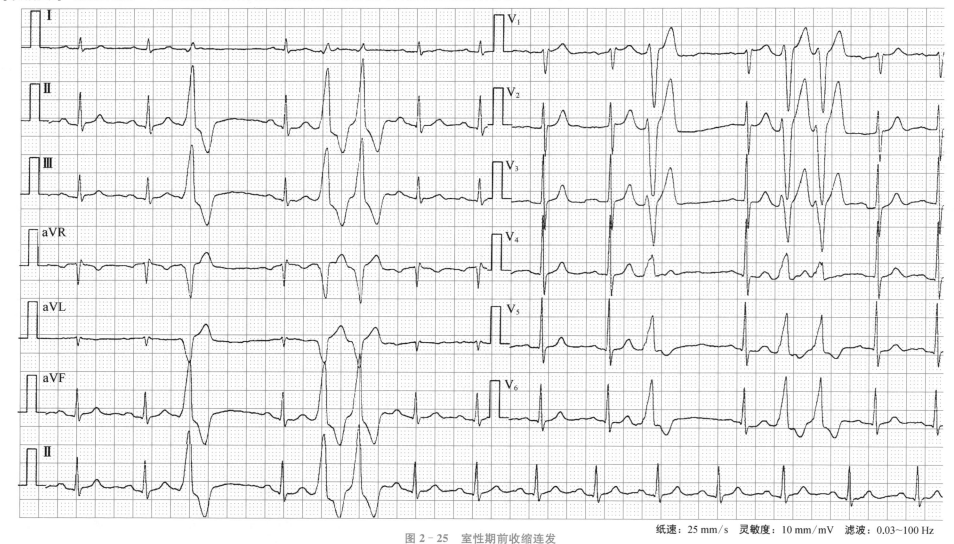

图 2-25 室性期前收缩连发

纸速：25 mm/s 灵敏度：10 mm/mV 滤波：0.03~100 Hz

心电图基本测量 窦性心律；QRS电轴：+73°；心率：84 bpm；P：0.10 s；QRS：0.08 s；P-R：0.18 s；QT：0.31 s；R_{V_5}：1.33 mV；S_{V_1}：0.49 mV

心电图诊断依据 各导联第3个QRS波为提早出现的宽大畸形的QRS波群，其前无相关P波，T波方向与QRS波群主波方向相反，第5、第6个QRS波群为室性期前收缩连发

心电图诊断 窦性心律，室性期前收缩，室性期前收缩连发

十、插入性室性期前收缩(间位性室性期前收缩)

【诊断标准】 在相邻的两个窦性激动之间插入一个室性期前收缩,其后不随代偿间歇(图2-26)。

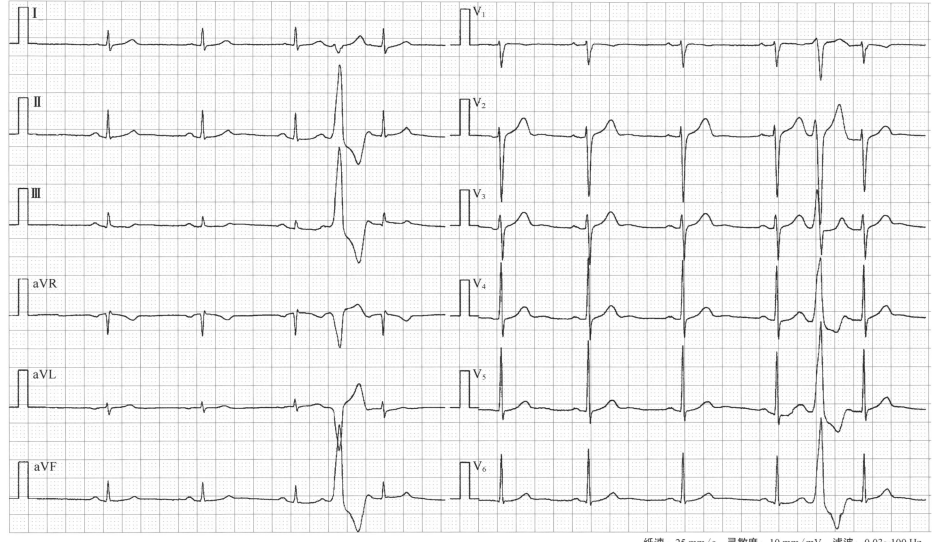

图2-26 插入性室性期前收缩

纸速:25 mm/s 灵敏度:10 mm/mV 滤波:0.03~100 Hz

心电图基本测量 窦性心律;QRS电轴:+60°;心率:66 bpm;P:0.10 s;QRS:0.08 s;P-R:0.15 s;QT:0.37 s;R_{V_5}:1.84 mV;S_{V_1}:0.59 mV

心电图诊断依据 各导联第5个QRS波为提早出现的宽大畸形的QRS波群,其前无相关P波,T波方向与QRS波群主波方向相反,但其后无代偿间歇

心电图诊断 窦性心律,插入性室性期前收缩

十一、多源性室性期前收缩

【诊断标准】 同一导联中,室性期前收缩的 QRS 波群有 2 种或 2 种以上形态,且联律间期不等(图 2-27)。

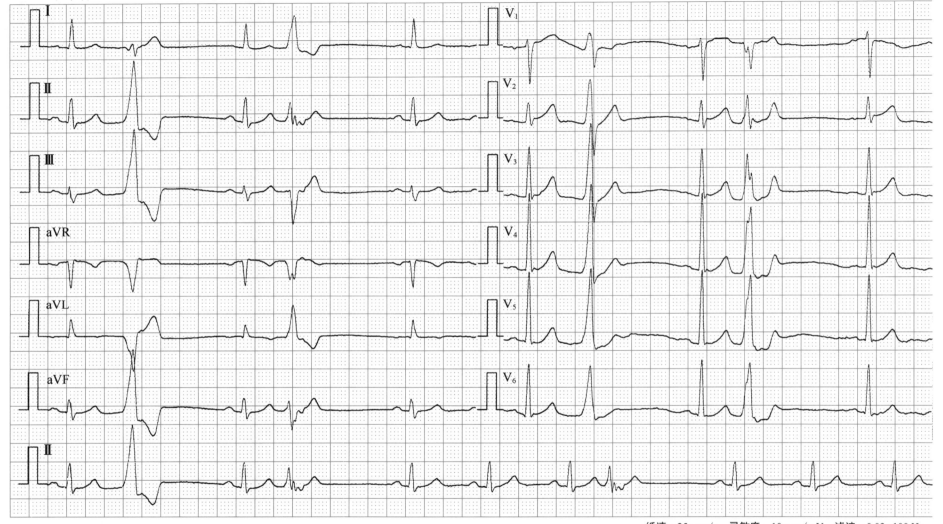

纸速: 25 mm/s 灵敏度: 10 mm/mV 滤波: 0.03~100 Hz

图 2-27 多源性室性期前收缩

心电图基本测量 窦性心律;QRS 电轴:+27°;心率:61 bpm;P:0.09 s;QRS:0.09 s;P-R:0.17 s;QT:0.37 s;Rv_5:2.00 mV;Sv_1:1.00 mV

心电图诊断依据 各导联中第 2、第 4 个 QRS 波为提早出现的宽大畸形的 QRS 波群,其前无相关 P 波,T 波方向与 QRS 波群主波方向相反,其后随完全代偿间歇。但第 2、第 4 个 QRS 波群的形态不同,联律间期也不相同。故考虑为二源室性期前收缩。长 Ⅱ 导联上的第 8 个 QRS 和第 4 个 QRS 来自同一源

心电图诊断 窦性心律,室性期前收缩(双源性)

十二、多形性室性期前收缩

【诊断标准】 同一导联中,有2种或2种以上形态的室性期前收缩,但联律间期相等(图2-28)。

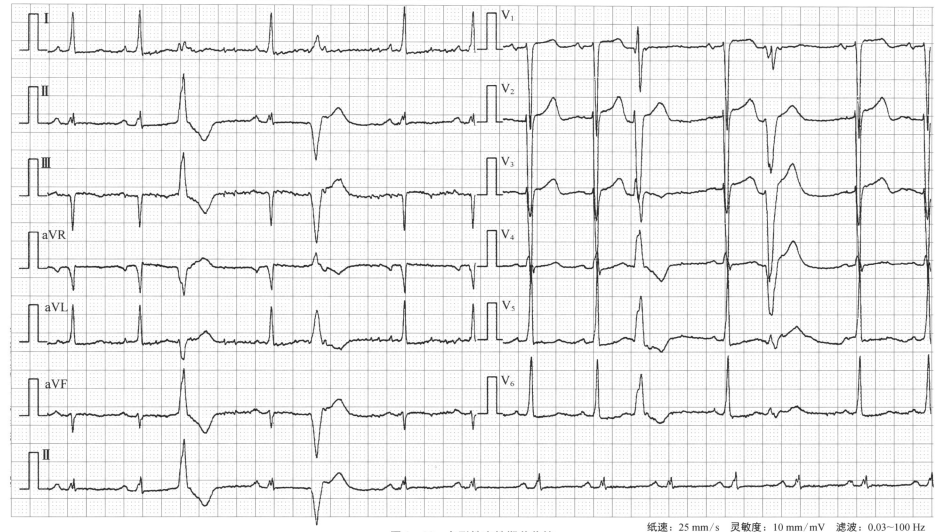

图 2-28 多形性室性期前收缩

纸速: 25 mm/s 灵敏度: 10 mm/mV 滤波: 0.03~100 Hz

心电图基本测量 窦性心律;QRS 电轴: -20°;心率: 83 bpm;P: 0.10 s;QRS: 0.09 s;P-R: 0.16 s;QT: 0.36 s;R_{V_5}: 1.87 mV;S_{V_1}: 2.50 mV

心电图诊断依据 图中第3、第5个 QRS 波均为提早出现的宽大畸形的 QRS 波群,其前无相关 P 波,T 波方向与 QRS 波群主波方向相反,其后均随完全代偿间歇。且该2个 QRS 波的联律间期相等,但形态不同。此图中尚有Ⅰ、Ⅱ、aVL、V_5、V_6 的 ST-T 改变

心电图诊断 窦性心律,室性期前收缩(多形性),ST 段水平压低(Ⅰ、V_5、V_6),T 波低平

十三、房性期前收缩三联律

【诊断标准】　① 提早出现的 P′波，P′与窦性 P 波形态不同。② 有 3 种房室传导方式：a. 正常下传：P′后紧随室上性 QRS 波群，P′-R 间期≥0.12 s（图 2-29）；b. 未下传（图2-31）；c. 伴室内差异性传导（图2-32）。③ 代偿间歇常不完全。④ 如频发的房性期前收缩可见一定的配对规律，如每 2 个窦性搏动后出现 1 个房性期前收缩，连续发生 3 次或 3 次以上，称为房性期前收缩三联律（图 2-29）。

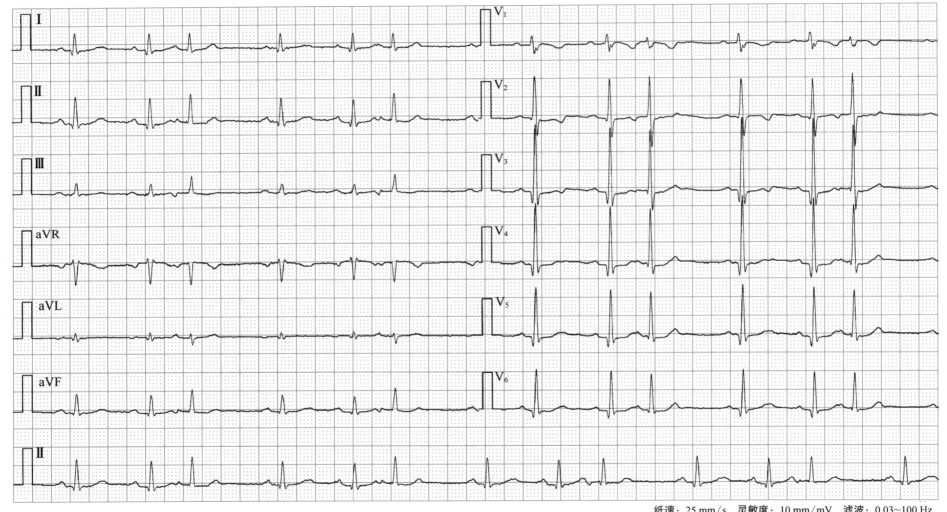

图 2-29　房性期前收缩三联律

纸速：25 mm/s　灵敏度：10 mm/mV　滤波：0.03~100 Hz

心电图基本测量　窦性心律；QRS 电轴：+58°；心率：75 bpm；P：0.09 s；QRS：0.09 s；P-R：0.19 s；QT：0.37 s；R_{V_5}：1.35 mV；S_{V_1}：0.23 mV

心电图诊断依据　图中各导联第 3、第 6 个 QRS 及长 II 导联第 9、第 12 个 QRS 波提早出现，其前有 P′波，P′与窦性不同，QRS 波呈室上性，后随不完全代偿

心电图诊断　窦性心律，房性期前收缩三联律

十四、房性期前收缩二联律

【诊断标准】 某些频发的房性期前收缩可见一定的配对规律,如每1个窦性搏动后均出现1个房性期前收缩,连续发生3次或3次以上,称为房性期前收缩二联律(图2-30)。

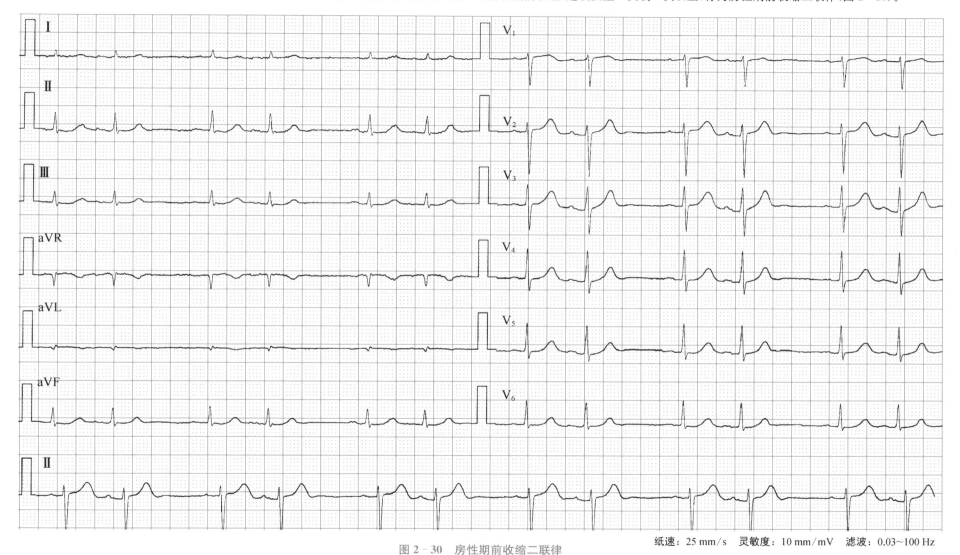

图 2-30 房性期前收缩二联律

纸速:25 mm/s 灵敏度:10 mm/mV 滤波:0.03~100 Hz

心电图基本测量 窦性心律;QRS 电轴:+68°;心率:62 bpm;P:0.09 s;QRS:0.08 s;P-R:0.19 s;QT:0.38 s;Rv_5:0.78 mV;Sv_1:0.73 mV

心电图诊断依据 图中各导联第2、第4、第6、第8、第10、第12个 QRS 波提早出现,其前有 P′波,P′与窦性不同,QRS 波呈室上性。且每1个窦性搏动后均出现1个房性期前收缩

心电图诊断 窦性心律,房性期前收缩二联律

十五、房性期前收缩未下传

【诊断标准】 ① 提早出现的房性 P 波,P′与窦性 P 波形态不同。② P′波后无 QRS 波。③ 其后常随不完全性代偿间歇(图 2-31)。

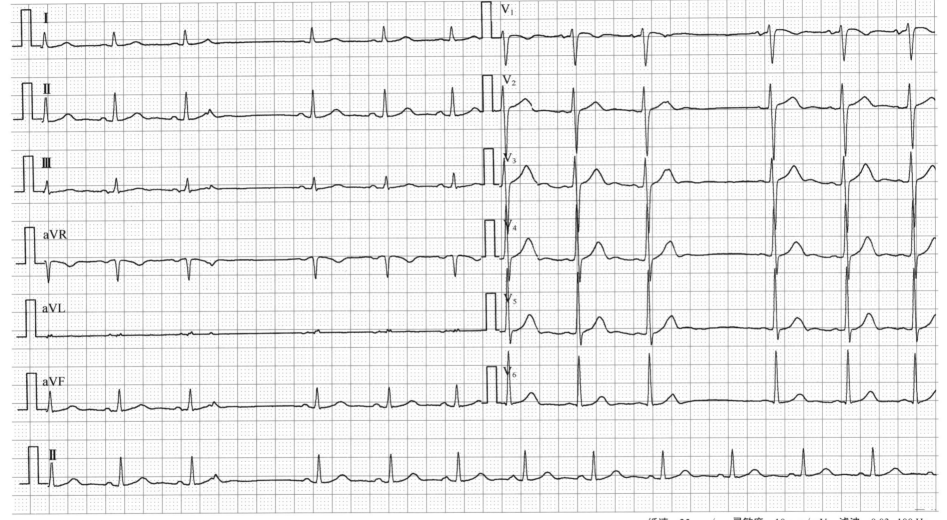

纸速:25 mm/s 灵敏度:10 mm/mV 滤波:0.03~100 Hz

图 2-31 房性期前收缩未下传

心电图基本测量 窦性心律;QRS 电轴:+58°;心率:75 bpm;P:0.08 s;QRS:0.08 s;P-R:0.12 s;QT:0.35 s;R_{V_5}:1.70 mV;S_{V_1}:0.81 mV

心电图诊断依据 该图第 3 个 P 波提前出现,形态和同导联窦性 P 波不同,部分隐藏于前一心动周期的 T 波内而不易被发现(在 Ⅱ、aVF 导联中 P′清晰可辨)。提前出现的 P′波后没有 QRS 波群

心电图诊断 窦性心律,房性期前收缩未下传

十六、房性期前收缩伴心室内差异性传导

【诊断标准】 ① 提早出现的 P'-QRS 波,P'与窦性 P 波形态不同。② P'-R 间期≥0.12 s。③ QRS 波增宽,呈束支阻滞图形。④ 常随不完全性代偿间歇(图 2-32)。

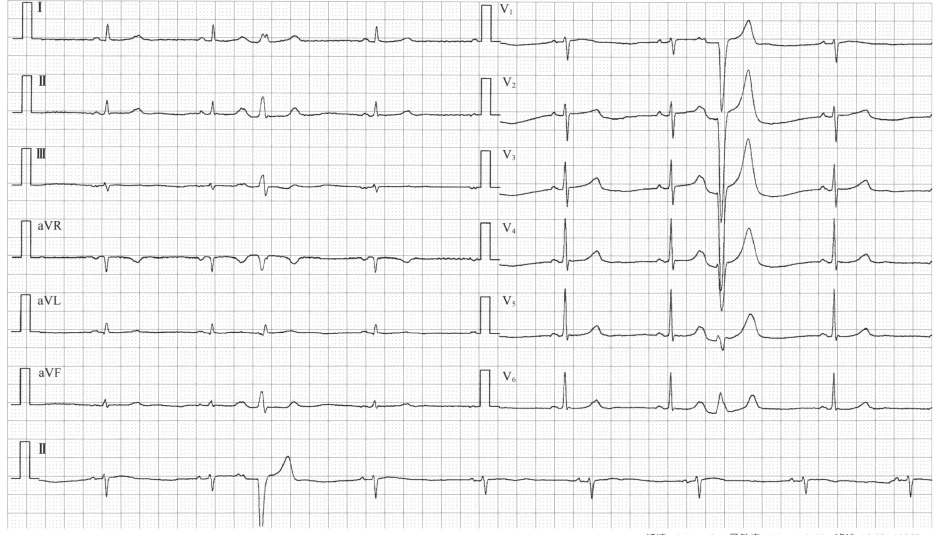

图 2-32 房性期前收缩伴心室内差异性传导

纸速: 25 mm/s 灵敏度: 10 mm/mV 滤波: 0.03~100 Hz

心电图基本测量 窦性心律;QRS 电轴:+22°;心率: 53 bpm;P: 0.08 s;QRS: 0.07 s;P-R: 0.13 s;QT: 0.42 s;R_{V_5}: 1.29 mV;S_{V_1}: 0.43 mV

心电图诊断依据 窦性频率 53 bpm,各导联第 3 个 P 波提前出现,形态和同导联窦性 P 波不同(Ⅱ、Ⅲ、aVF 及 V_1 最为明显),P'-R 间期≥0.12 s,后随宽大的 QRS 波,代偿间歇不完全

心电图诊断 窦性心动过缓,房性期前收缩伴心室内差异性传导

十七、多源性房性期前收缩

【诊断标准】 在同一导联中,房性期前收缩的 P'波形态不一,联律间期不等(图2-33)。

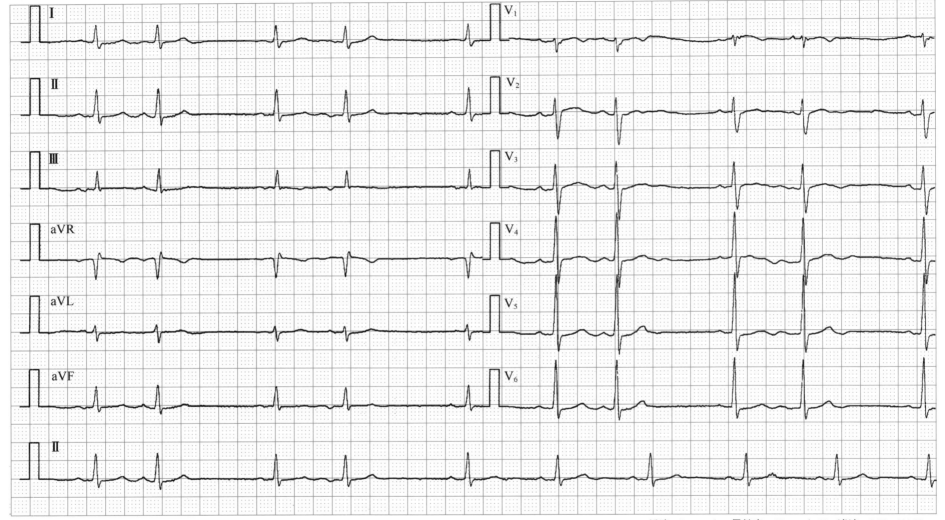

纸速:25 mm/s 灵敏度:10 mm/mV 滤波:0.03~100 Hz

图2-33 多源性房性期前收缩

心电图基本测量 窦性心律;QRS电轴:+63°;心率:60 bpm;P:0.09 s;QRS:0.10 s;P-R:0.17 s;QT:0.40 s;R_{V_5}:1.67 mV;S_{V_1}:0.24 mV

心电图诊断依据 图中的第2、第4个QRS波提前出现,QRS波呈室上性,其前有 P'波,P'波和同导联窦性P波形态有所区别,且第2、第4个P波形态亦不相同;后均随不完全性代偿间歇

心电图诊断 窦性心律,房性期前收缩(双源性)

十八、房室交界性期前收缩

【诊断标准】 ① 提早出现的室上性 QRS 波群。② 逆行 P 波：逆行 P 波与 QRS 波群的关系取决于交界性激动传入心房、心室的先后。激动逆传到达心房早于下传到达心室，则逆行 P 波在 QRS 波群之前（P⁻-R 间期<0.12 s）；激动先到达心室，则逆行 P 波在 QRS 波群之后（R-P⁻间期<0.20 s）；激动同时传至心房与心室，心房与心室同时除极，则逆行 P′波可被 QRS 波群掩盖而不可见。③ 常有完全性代偿间歇（图 2-34）。

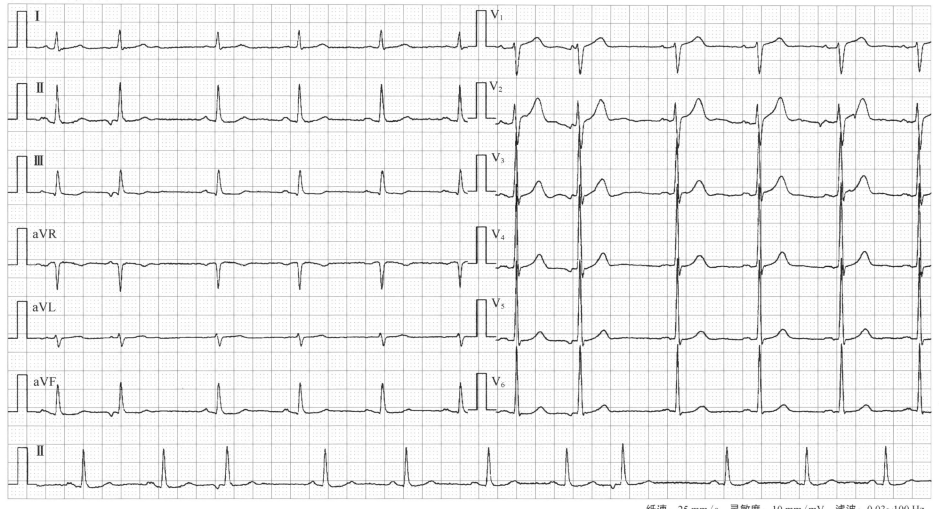

纸速：25 mm/s　灵敏度：10 mm/mV　滤波：0.03~100 Hz

图 2-34　房室交界性期前收缩

心电图基本测量　窦性心律；QRS 电轴：+66°；心率：73 bpm；P：0.08 s；QRS：0.08 s；P-R：0.15 s；QT：0.37 s；R_{V_5}：2.21 mV；S_{V_1}：0.70 mV

心电图诊断依据　图中各导联的第 2 个 QRS 波、长 Ⅱ 导联中的第 2、第 8 个 QRS 波提前出现，QRS 波呈室上性，其前可见逆行 P 波（P⁻波），P⁻-R<0.12 s，有完全性代偿间歇

心电图诊断　窦性心律，房室交界性期前收缩

十九、房性心动过速

【诊断标准】 ① 连续 3 次或 3 次以上的房性期前收缩称为房性心动过速。心房率（P′波频率）增快，节律一般规则。② P′波后可随室上性 QRS 波群（伴心室内差异性传导而使 QRS 波群畸形、增宽），P′-R ≥0.12 s。③ 常由房性期前收缩诱发。当 P′波不清晰可辨时可诊断为室上性心动过速（图 2-35）。

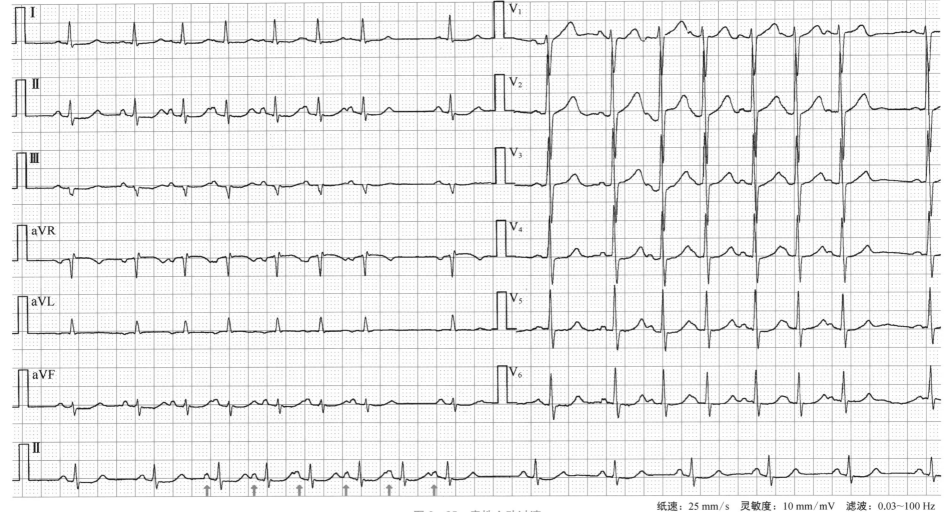

纸速：25 mm/s   灵敏度：10 mm/mV   滤波：0.03～100 Hz

图 2-35　房性心动过速

心电图基本测量　异位心律；QRS 电轴：+4°；心率：70 bpm；P：0.09 s；QRS：0.08 s；P-R：0.14 s；QT：0.38 s；R_{V_5}：1.15 mV；S_{V_1}：0.93 mV

心电图诊断依据　各导联连续出现数个提早出现的 P′波，频率约 125 bpm，后随室上性 QRS 波，P′-R＞0.12 s

心电图诊断　短阵房性心动过速

二十、紊乱性房性心动过速

【诊断标准】 ① 心率＞100 bpm。② 同一导联中如异位 P′波呈多种形态(至少 3 种),P′-R 间期＞0.12 s,且多变(图 2-36)。

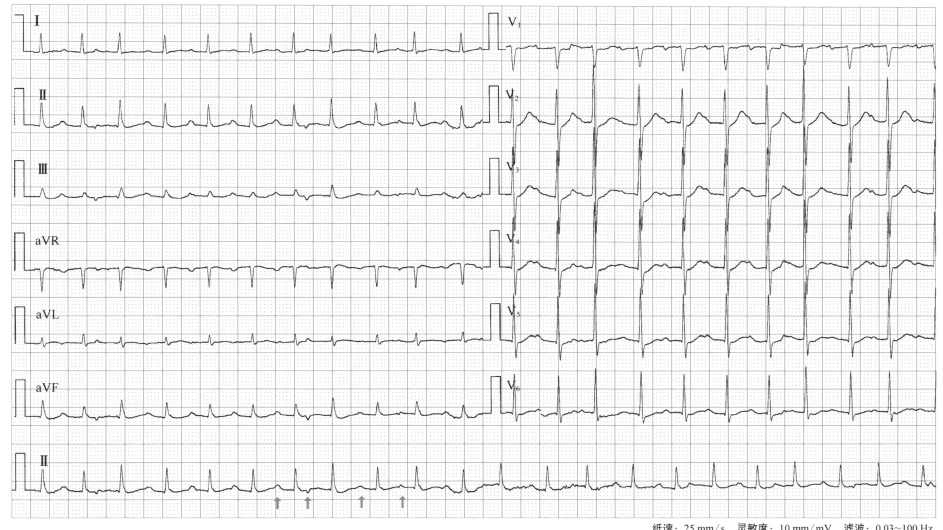

图 2-36 紊乱性房性心动过速

纸速：25 mm/s   灵敏度：10 mm/mV   滤波：0.03~100 Hz

心电图基本测量 窦性心律;QRS 电轴：+44°;心率：134 bpm;P：0.08 s;QRS：0.08 s;P-R：0.20 s;QT：0.32 s;R_{V_5}：1.38 mV;S_{V_1}：0.63 mV

心电图诊断依据 图中同一导联中 P′波频率增快,呈多种形态(如箭头所示),后随室上性 QRS 波,P′-R＞0.12 s

心电图诊断 紊乱性房性心动过速

二十一、非阵发性交界性心动过速(加速性交界性自主心律)

【诊断标准】 ① 交界区自律性增加控制心室激动,QRS呈室上性,节律规则,心率一般在70~130 bpm。如果交界性频率与窦房结频率接近,心室律可出现时而受交界区,时而受窦房结控制,两者间逐渐转换。② 心房激动则根据交界区激动是否逆传入心房而表现为逆行P波或窦性P波。由于交界性激动传入心房、心室的先后不同,逆行P波可出现于QRS波群之前、隐藏于QRS中,或QRS之后。③ 可见多种形式的房性融合波(图2-37~图2-39)。

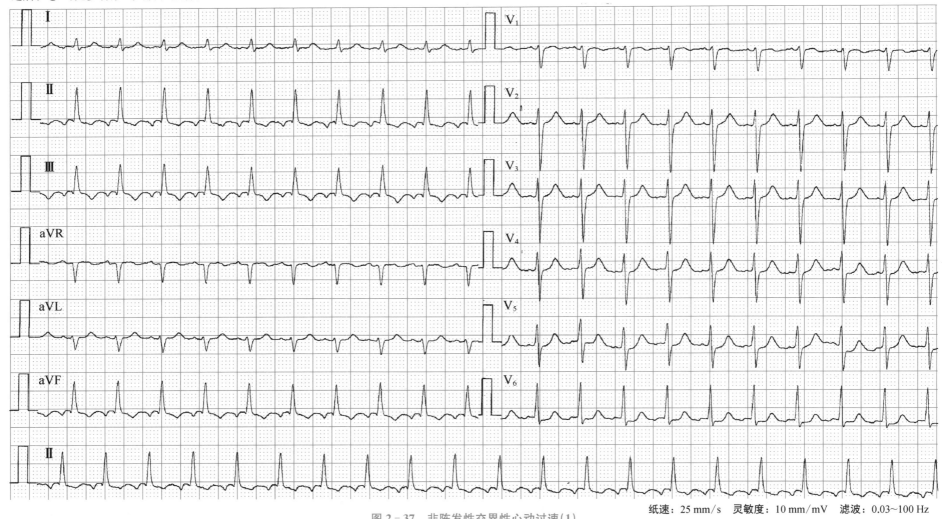

纸速:25 mm/s 灵敏度:10 mm/mV 滤波:0.03~100 Hz

图2-37 非阵发性交界性心动过速(1)

心电图基本测量 异位心律;QRS电轴:+80°;心率:130 bpm;P:0.08 s;QRS:0.09 s;P-R:0.11 s;QT:0.35 s;R_{V_5}:0.21 mV;S_{V_1}:0.38 mV

心电图诊断依据 QRS波群呈室上性,节律规则,心率130 bpm,QRS波前见P⁻,P⁻-R<0.12 s,Ⅱ、Ⅲ、aVF导联T波倒置

心电图诊断 非阵发性交界性心动过速,T波倒置(Ⅱ、Ⅲ、aVF)

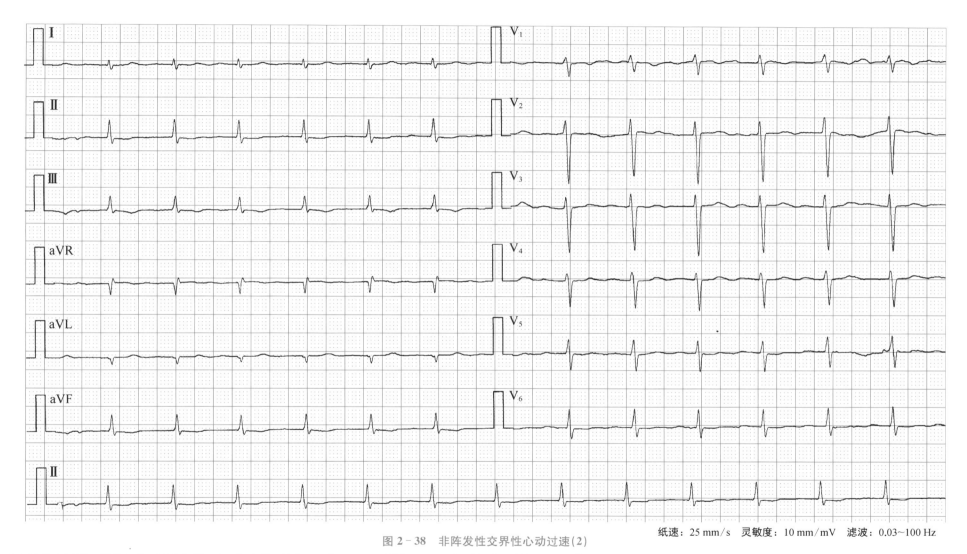

图 2-38 非阵发性交界性心动过速(2)

纸速：25 mm/s　灵敏度：10 mm/mV　滤波：0.03~100 Hz

心电图基本测量　异位心律；QRS 电轴：+90°；心率：87 bpm，P：0.08 s；QRS：0.10 s；P-R：/ s；QT：0.35 s；Rv_5：0.21 mV；Sv_1：0.38 mV

心电图诊断依据　未见窦性 P 波/ P$^-$，QRS 波群呈室上性，节律规则，心率 87 bpm，以 R 波为主的导联 T 波低平

心电图诊断　非阵发性交界性心动过速，T 波低平

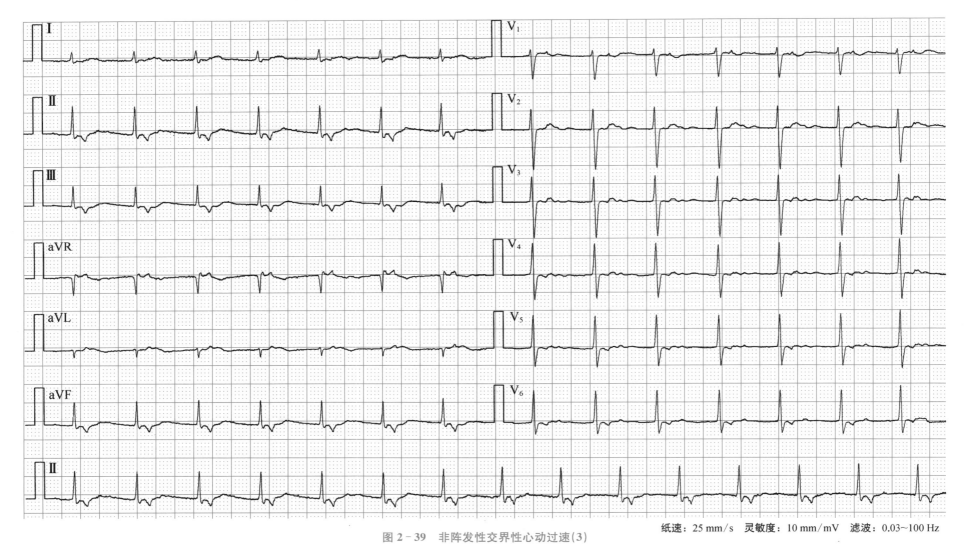

图 2 - 39 非阵发性交界性心动过速(3)

纸速：25 mm/s　灵敏度：10 mm/mV　滤波：0.03~100 Hz

心电图基本测量　异位心律；QRS 电轴：+72°；心率：91 bpm；P：/ s；QRS：0.08 s；P - R：/ s；QT：0.32 s；Rv_5：0.87 mV；Sv_1：0.55 mV

心电图诊断依据　QRS 波群呈室上性，节律规则，心率 130 bpm，QRS 波后见 P^-，R - P^- <0.20 s，以 R 波为主的导联 T 波低平

心电图诊断　非阵发性交界性心动过速，T 波低平

二十二、阵发性室上性心动过速

【诊断标准】 阵发性房性或交界性心动过速常因 P 波或 P 波不可辨而可统称为室上性心动过速。① 心动过速突发突止,发作时 QRS 波频率大多数为 160～250 bpm。② 节律一般绝对规则。③ QRS 波群形态基本正常(伴心室内差异性传导或束支阻滞,或经预激旁路前传时而使 QRS 波群增宽)。④ ST-T 可无变化,或呈继发性 ST 段下移和 T 波倒置(图 2-40)。

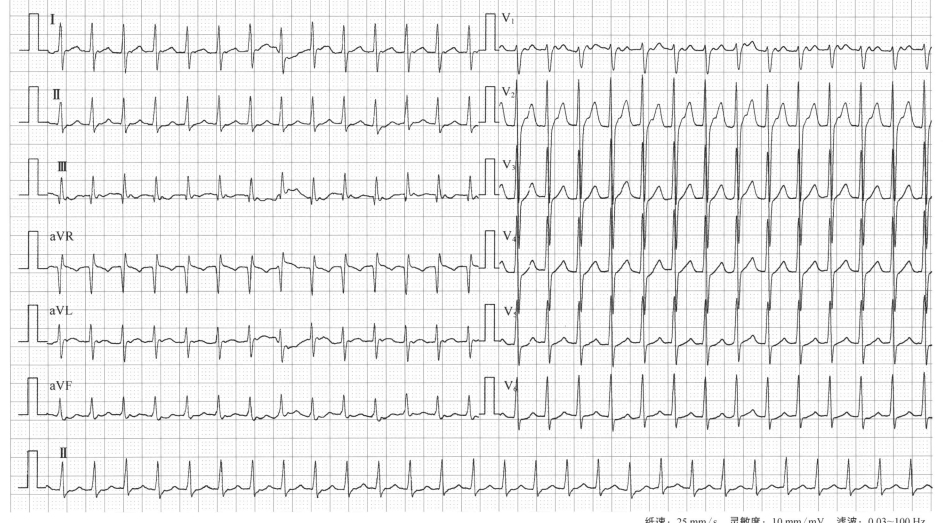

图 2-40　室上性心动过速

纸速: 25 mm/s　灵敏度: 10 mm/mV　滤波: 0.03～100 Hz

心电图基本测量　异位心律;QRS 电轴: +67°;心率: 180 bpm;P: /s;QRS: 0.08 s;P-R: /s;QT: 0.19 s;R_{V_5}: 1.21 mV;S_{V_1}: 0.53 mV

心电图诊断依据　心室率增快呈 180 bpm,心室律规则,QRS 波呈室上性

心电图诊断　阵发性室上性心动过速

二十三、室性心动过速

【诊断标准】 ① 连续 3 次或 3 次以上的室性期前收缩称为室性心动过速,频率一般在 140～180 bpm 之间。频率在 60～100 bpm 者称为加速性室性自主心律,室律基本整齐。② QRS 波群畸形、增宽,时间≥0.12 s(如>0.14 s 更有助于诊断)。其后 T 波方向与 QRS 主波方向相反。③ 有时可见房室分离。④ 偶可发生心室夺获或室性融合波(图 2-41)。

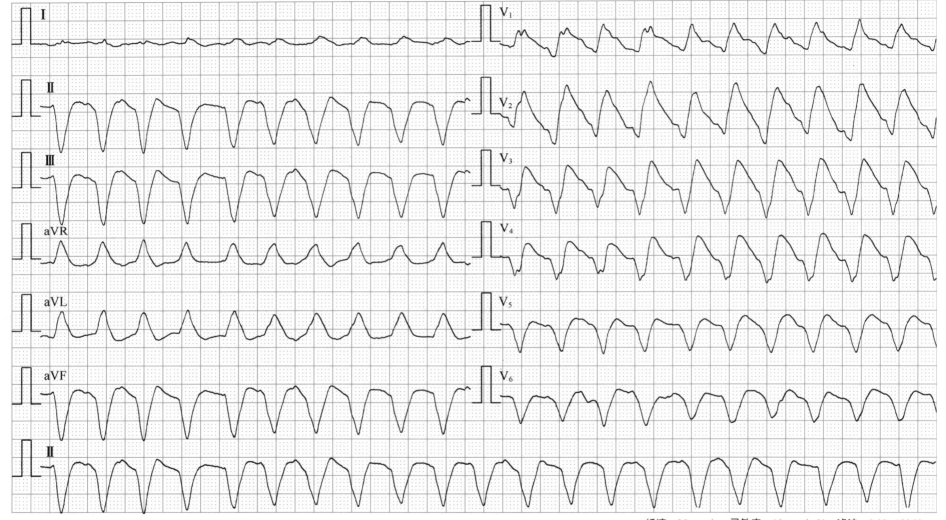

图 2-41 室性心动过速

纸速:25 mm/s　灵敏度:10 mm/mV　滤波:0.03～100 Hz

心电图基本测量　异位心律;QRS 电轴:-140°;心率:135 bpm;P:/s;QRS:0.16 s;P-R:/s;QT:0.36 s;R_{V_5}:0.27 mV;S_{V_1}:0.10 mV

心电图诊断依据　此图电轴-140°,属于极度右偏。心室率 135 bpm,呈连续的宽 QRS 波心动过速,QRS 波宽大畸形,QRS 波时限>0.12 s

心电图诊断　室性心动过速

二十四、尖端扭转型室性心动过速

【诊断标准】 尖端扭转型室性心动过速是多形性室性心动过速的一种特殊类型。发作时的心电图除具一般室性心动过速表现外,尚具以下特征:① 增宽变形的 QRS 波群围绕基线不断扭转其主波的正负方向,每出现 3~10 个 QRS 波群,其尖端即逐渐或突然倒转方向,同时伴有 QRS 波群振幅和时间的变化。② 常由 R'on T 型室性期前收缩诱发,一般发作时间数秒至数十秒,可自行停止,但极易复发。③ 有明显的 QT 间期延长,T 波宽大有切迹,U 波振幅增大(图 2-42)。

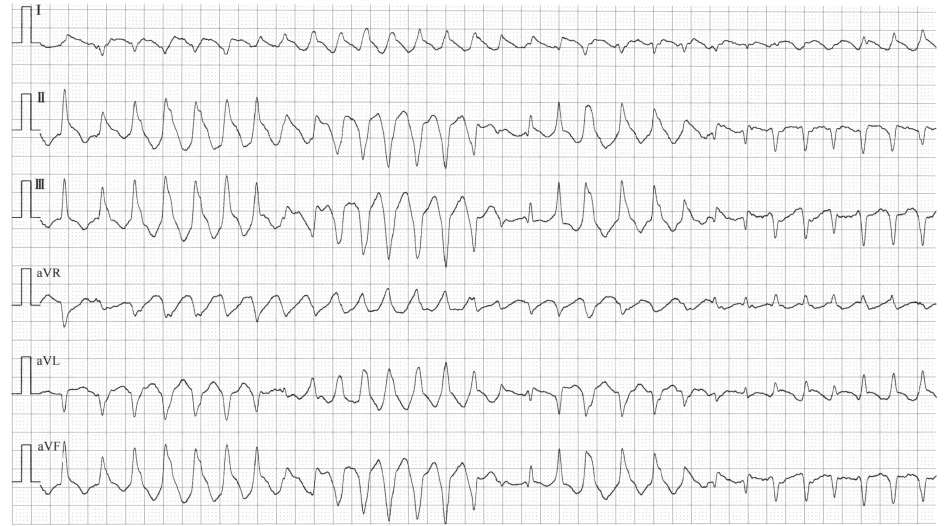

图 2-42 尖端扭转型室性心动过速

纸速:25 mm/s 灵敏度:10 mm/mV 滤波:0.03~100 Hz

心电图基本测量 异位心律;QRS 电轴:/;心率:170 bpm;P:/s;QRS:/s;P-R:/s;QT:/s;R_{V_5}:/mV;S_{V_1}:/mV

心电图诊断依据 增宽变形的 QRS 波群围绕基线不断扭转其主波的正负方向,伴有 QRS 波群振幅和时间的变化

心电图诊断 尖端扭转型室性心动过速

二十五、心房扑动

【诊断标准】 ① F波：P波消失，代之以间距匀齐、波形一致、连续呈锯齿状的心房扑动波（F波），F波间无等电位线，在Ⅱ、Ⅲ、aVF导联上明显，其频率为250～350 bpm。② QRS波群形态和时限正常（如合并心室内差异性传导则QRS波群增宽）。③ 房室传导比例多呈4：1（图2-43）或2：1（图2-44），呈1：1者少见。传导比例固定时心室律匀齐，传导比例不固定则心室律不齐（图2-45）。

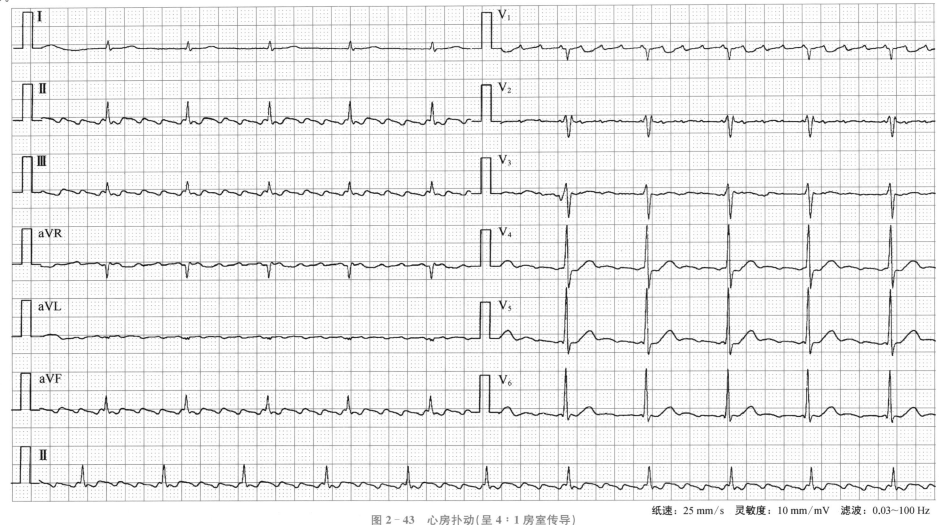

纸速：25 mm/s　灵敏度：10 mm/mV　滤波：0.03～100 Hz

图2-43　心房扑动（呈4：1房室传导）

心电图基本测量　异位心律；QRS电轴：+69°；心率：69 bpm；P：/s；QRS：0.08 s；P-R：/s；QT：0.36 s；R_{V_5}：1.46 mV；S_{V_1}：0.30 mV

心电图诊断依据　P波消失，代之以间距匀齐、波形一致、连续呈锯齿状的心房扑动波（F波），F波频率为280 bpm，呈4：1传导（每4个F波有1个下传至心室引起激动）

心电图诊断　心房扑动（呈4：1房室传导）

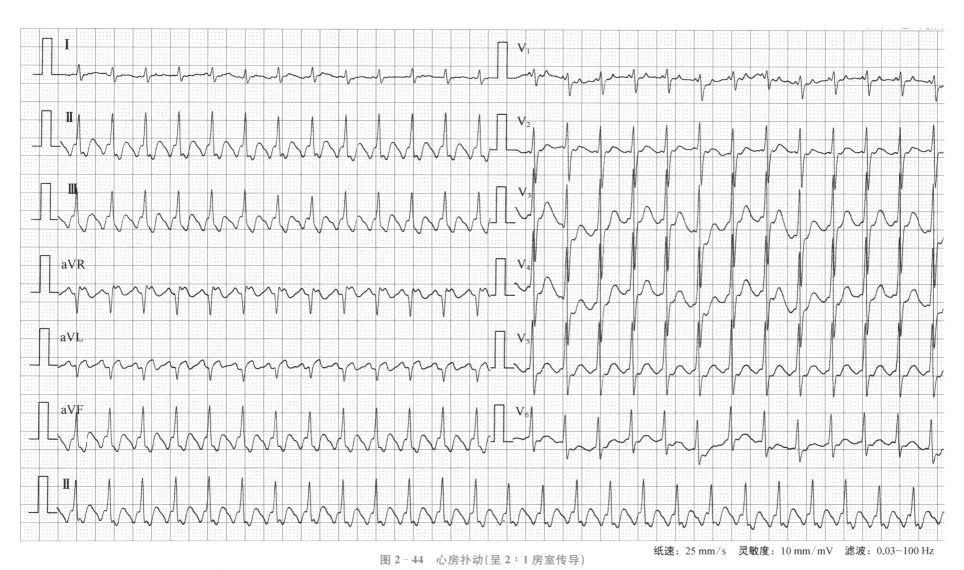

图 2-44　心房扑动(呈 2：1 房室传导)

纸速：25 mm/s　灵敏度：10 mm/mV　滤波：0.03~100 Hz

心电图基本测量　异位心律；QRS 电轴：+90°；心率：168 bpm；P：/s；QRS：0.07 s；P-R：/s；QT：0.28 s；Rv_5：1.35 mV；Sv_1：0.51 mV

心电图诊断依据　P 波消失，代之以间距匀齐、波形一致、连续呈锯齿状的心房扑动波(F 波)F 波频率为 336 bpm，呈 2：1 传导(每 2 个 F 波有 1 个下传至心室引起激动)

心电图诊断　心房扑动(呈 2：1 房室传导)

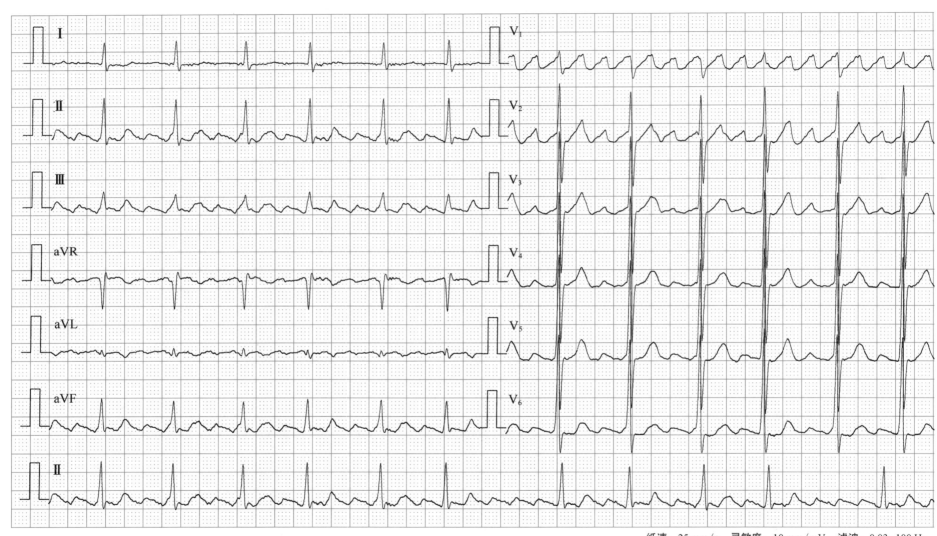

图 2-45　心房扑动呈不规则房室传导

纸速：25 mm/s　灵敏度：10 mm/mV　滤波：0.03~100 Hz

心电图基本测量　异位心律；QRS 电轴：+61°；心率：77 bpm；P：/s；QRS：0.09 s；P-R：/s；QT：0.40 s；R_{V_5}：2.8 mV；S_{V_1}：0.32 mV

心电图诊断依据　P 波消失，代之以间距匀齐、波形一致、连续呈锯齿状的心房扑动波（F 波），传导比例不等（最长 R-R 间期达 1.46 s）。$R_{V_5} \geqslant 2.5$ mV

心电图诊断　心房扑动伴不规则房室传导，左心室肥大

二十六、心房颤动

【诊断标准】 ① f 波：P 波消失，代之以一系列大小不等、间距不均、形态各异的心房颤动波（f 波），其频率为 350～600 bpm，通常在 V_1 导联最清楚，其次为 Ⅱ、Ⅲ、aVF 导联。② f 波振幅＞0.1 mV 称为"粗颤"，f 波振幅≤0.1 mV 称为"细颤"。③ R－R 间距绝对不匀齐（如合并三度房室传导阻滞时，则心室律规则）。④ QRS 波群呈室上性（如伴有心室内差异性传导则 QRS 波群增宽）。⑤ 心房颤动心室率＜60 bpm 时称为慢室律心房颤动，心室率在 110～180 bpm 时称为快室律心房颤动（图 2－46）。

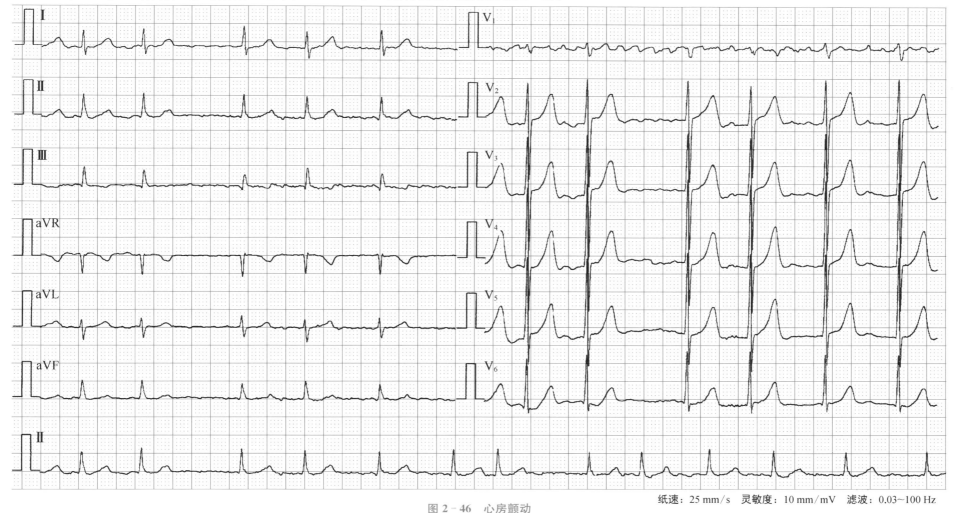

纸速：25 mm/s　灵敏度：10 mm/mV　滤波：0.03～100 Hz

图 2－46　心房颤动

心电图基本测量　异位心律；QRS 电轴：＋60°；心率：72 bpm；P：/s；QRS：0.08 s；P－R：/s；QT：0.40 s；R_{V_5}：2.32 mV；S_{V_1}：0.16 mV

心电图诊断依据　P 波消失，代之以大小不等的 f 波，R－R 间距绝对不匀齐，QRS 波群呈室上性

心电图诊断　心房颤动

二十七、不纯性心房扑动与不纯性心房颤动

【诊断标准】 ① 不纯性心房扑动：以扑动波为主，并伴有少量颤动波(图 2 - 47)。② 不纯性心房颤动：以颤动波为主，伴有少量扑动波。③ 心房扑动-颤动：扑动波与颤动波持续时间大致相等。

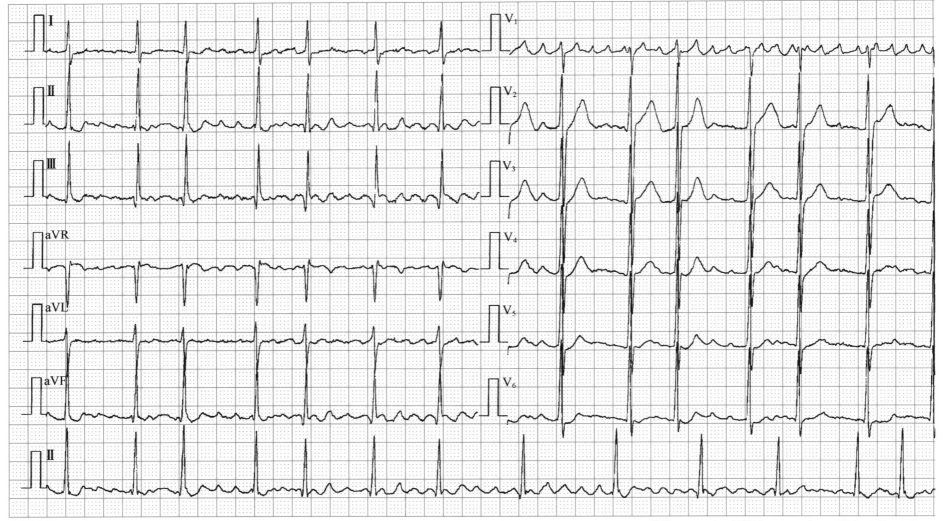

纸速：25 mm/s　灵敏度：10 mm/mV　滤波：0.03~100 Hz

图 2 - 47　不纯性心房扑动

心电图基本测量　异位心律；QRS 电轴：+74°；心率：101 bpm；P：/s；QRS：0.09 s；P - R：/s；QT：0.38 s；R_{V_5}：2.05 mV；S_{V_1}：0.58 mV

心电图诊断依据　P 波消失，代之以大小不等的 f 波与 F，以 F 波为主。R - R 间距不等，QRS 波呈室上性

心电图诊断　不纯性心房扑动

二十八、心室扑动与心室颤动

【诊断标准】 心室扑动表现为：① QRS 波群与 T 波相连，两者难以区别。② 出现规律、连续、快速、粗大的心室扑动波，频率为 150～250 bpm。心室颤动表现为：P - QRS - T 波群完全消失，代之以形状不一、大小不等、极不规则的心室颤动波，频率为 150～500 bpm（图 2 - 48）。

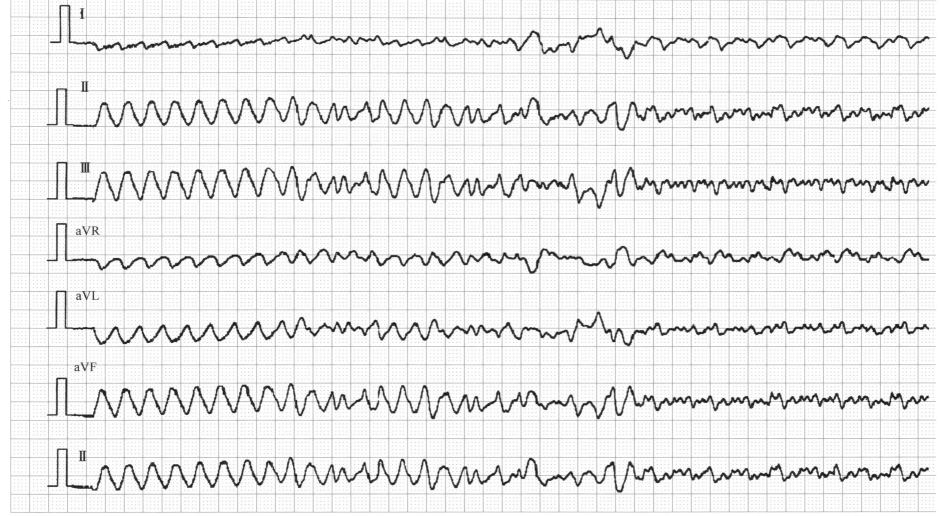

图 2 - 48 心室扑动与心室颤动

纸速：25 mm/s　灵敏度：10 mm/mV　滤波：0.03～100 Hz

心电图基本测量 异位心律；QRS 电轴：－90°；心率：/bpm；P：/s；QRS：/s；P - R：/s；QT：/s；R_{V_5}：/mV；S_{V_1}：/mV

心电图诊断依据 前半部分出现规律、连续、快速、粗大的心室扑动波，后半部分 P - QRS - T 波群完全消失，代之以形状不一、大小不等、极不规则的心室颤动波，并由粗颤转为细颤

心电图诊断 心室扑动，心室颤动

二十九、一度房室传导阻滞

【诊断标准】 ① 窦性 P 波之后均伴随有 QRS 波群。② P-R 间期延长：P-R 间期≥0.21 s(老年人>0.22 s)；或 P-R 间期超过相应心率的最高值；或在心率未变的情况下，P-R 间期较原来延长 0.04 s 以上(图 2-49)。

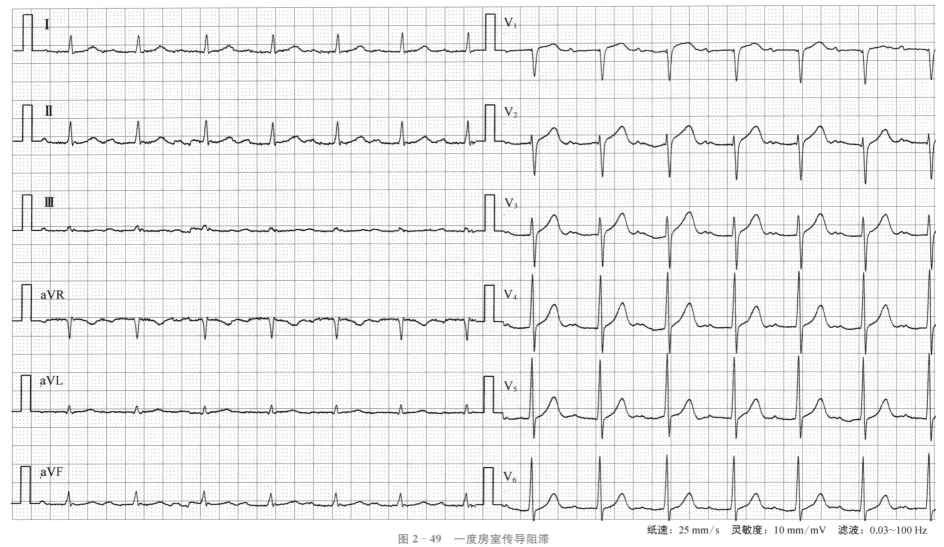

图 2-49 一度房室传导阻滞

纸速：25 mm/s 灵敏度：10 mm/mV 滤波：0.03~100 Hz

心电图基本测量 窦性心律；QRS 电轴：+38°；心率：83 bpm；P：0.08 s；QRS：0.09 s；P-R：0.28 s；QT：0.37 s；R_{V_5}：1.70 mV；S_{V_1}：0.80 mV

心电图诊断依据 P-R 间期为 0.28 s，后随室上性 QRS 波

心电图诊断 窦性心律，一度房室传导阻滞

三十、二度Ⅰ型房室传导阻滞（莫氏Ⅰ型/文氏型房室传导阻滞）

【诊断标准】 ① P波规律出现。② 房室传导的文氏现象及周期：P-R间期呈进行性延长（但P-R间期的增量逐渐减少），直至出现一次心室漏搏，其后P-R间期又恢复为最短，再逐渐延长，直至再次出现心室漏搏。此现象周而复始形成文氏周期。房室传导比例常为3∶2,4∶3,5∶4等。③ R-R间距渐短突长。④ 心室漏搏所致的最长R-R间歇,短于任何2个最短的R-R间距之和(图2-50)。

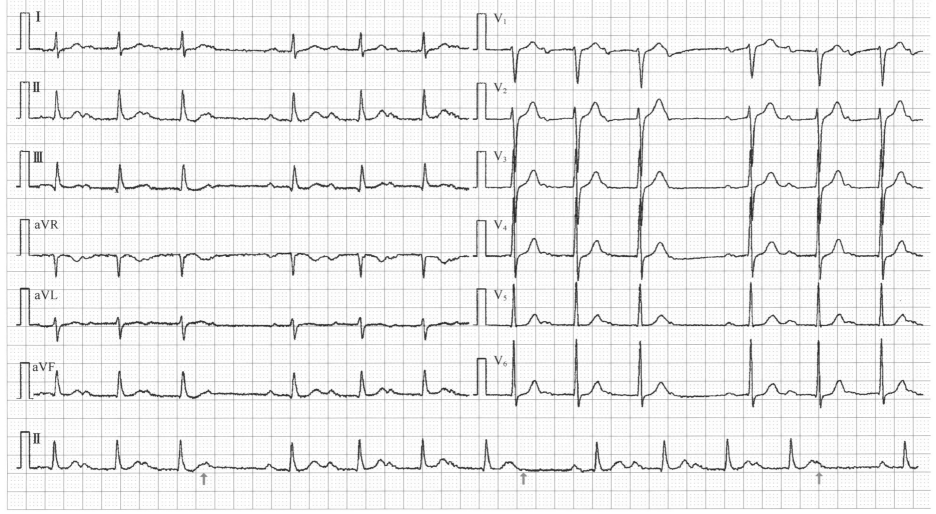

纸速：25 mm/s 灵敏度：10 mm/mV 滤波：0.03~100 Hz

图2-50 二度Ⅰ型房室传导阻滞

心电图基本测量 窦性心律；QRS电轴：+71°；心室率：75 bpm；P：0.10 s；QRS：0.08 s；P-R：0.24 s；QT：0.32 s；R$_{V_5}$：1.2 mV；S$_{V_1}$：0.9 mV

心电图诊断依据 P波规则出现,以4个P波为一文氏周期。每个周期中P-R间期逐渐延长直至出现QRS波漏搏(箭头所示)。漏搏所致的长R-R间歇,短于任意2个最短R-R间距之和

心电图诊断 窦性心律,二度Ⅰ型房室传导阻滞(呈4∶3房室传导)

三十一、二度Ⅱ型房室传导阻滞(莫氏Ⅱ型房室传导阻滞)

【诊断标准】 P波有规律地出现,所有下传搏动的P-R间期都恒定,QRS波群成比例地脱漏。房室传导比例常为3:2(图2-51)、4:3等,有时亦可见2:1(图2-52)。

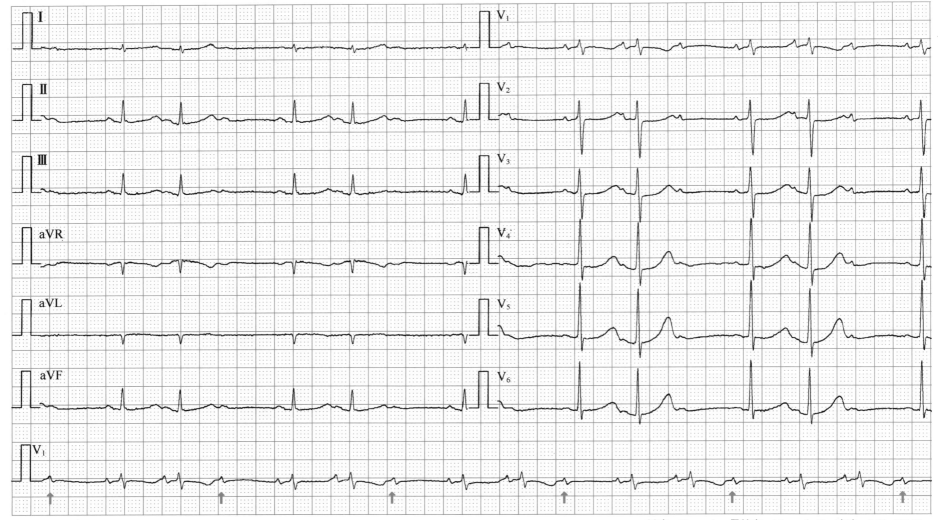

纸速:25 mm/s　灵敏度:10 mm/mV　滤波:0.03~100 Hz

图 2-51　二度Ⅱ型房室传导阻滞(呈 3:2 房室传导)

心电图基本测量　窦性心律;QRS电轴:+90°;心室率:65 bpm;P:0.09 s;QRS:0.08 s;P-R:0.15 s;QT:0.44 s;Rv₅:1.54 mV;Sv₁:0.24 mV

心电图诊断依据　P波规则出现,心房率98 bpm,P-R间期固定,可见 QRS波群成比例脱漏,呈3:2 房室传导(箭头所示为P波后脱落 QRS 波)

心电图诊断　窦性心律,二度Ⅱ型房室传导阻滞(呈 3:2 房室传导)

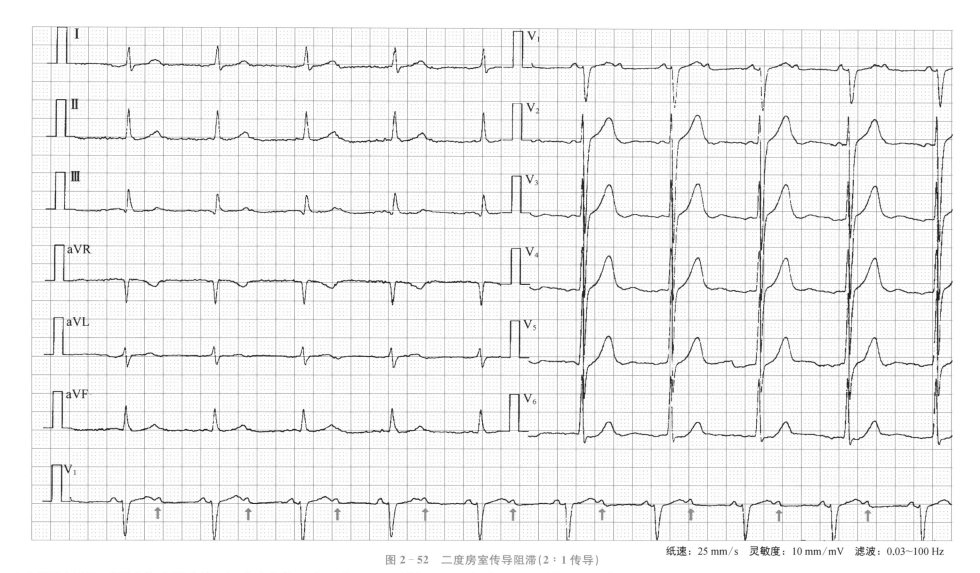

图 2-52　二度房室传导阻滞(2∶1 传导)

纸速：25 mm/s　灵敏度：10 mm/mV　滤波：0.03~100 Hz

心电图基本测量　窦性心律；QRS 电轴：+63°；心室率：63 bpm；P：0.08 s；QRS：0.10 s；P-R：0.12 s；QT：0.35 s；Rv₅：2.0 mV；Sv₁：1.0 mV

心电图诊断依据　P 波规则出现，P 波频率 126 bpm。可见 QRS 波群呈固定的 2∶1 脱落，这是二度房室传导阻滞的一个特殊类型，无法根据 P-R 间期的变化来区分Ⅰ型或Ⅱ型（箭头所指的 P 波后 QRS 波脱落）

心电图诊断　窦性心律，二度房室传导阻滞(2∶1 传导)

三十二、三度房室传导阻滞

【诊断标准】 ① P 波与 QRS 波群无固定关系,但 P-P 与 R-R 间距各有其固定的规律性。② 心房率>心室率,即 P-P 间期<R-R 间期。③ 心室率及 QRS 波群的形态取决于控制心室的异位起搏点。室性逸搏心律常在 40 bpm 以下,QRS 波群宽大畸形(图 2-53)。交界性逸搏心律常为 40~60 bpm,QRS 波呈室上性(图 2-53)。

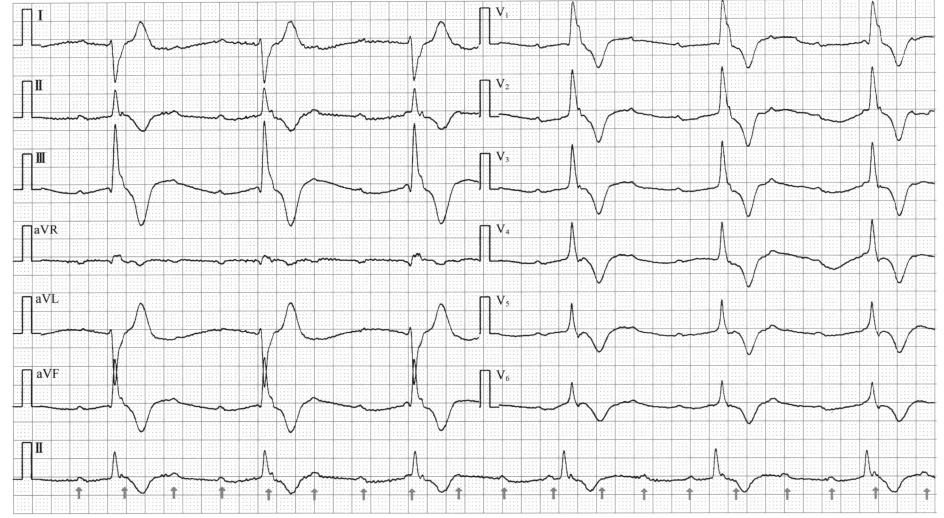

纸速: 25 mm/s　灵敏度: 10 mm/mV　滤波: 0.03~100 Hz

图 2-53　三度房室传导阻滞,室性逸搏心律

心电图基本测量　窦性心律;QRS 电轴:+126°;心室率: 38 bpm;P: 0.10 s;QRS: 0.17 s;P-R: /s;QT: 0.48 s;R_{V_5}: 0.75 mV;S_{V_1}: 0.00 mV

心电图诊断依据　窦性 P 波规律出现(箭头所指处为窦性 P 波),心房率 120 bpm。QRS 波规则出现,频率 38 bpm,QRS 波宽大畸形。P 波与 QRS 波之间无固定关系,P-P 间期<R-R 间期

心电图诊断　窦性心动过速,三度房室传导阻滞,室性逸搏心律

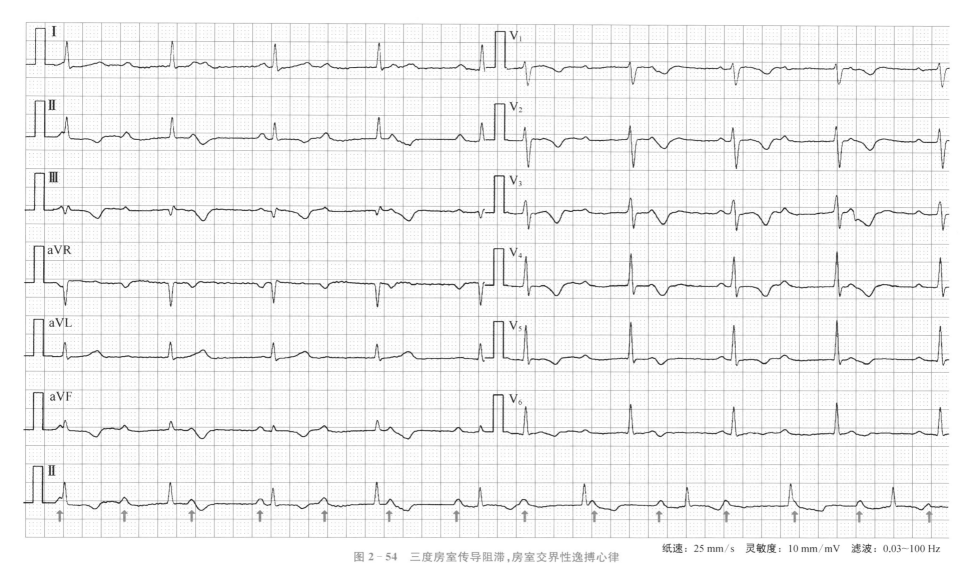

图 2 - 54　三度房室传导阻滞,房室交界性逸搏心律

纸速: 25 mm/s　灵敏度: 10 mm/mV　滤波: 0.03~100 Hz

心电图基本测量　窦性心律;QRS 电轴: +26°;心室率: 55 bpm;P: 0.10 s;QRS: 0.07 s;P - R: /s;QT: 0.46 s;R_{V_5}: 1.00 mV;S_{V_1}: 0.44 mV

心电图诊断依据　窦性 P 波规则出现,心房率 85 bpm。QRS 波规则出现,频率 55 bpm,QRS 呈室上性。P 波与 QRS 波之间无固定关系,P - P 间期<R - R 间期

心电图诊断　窦性心律,三度房室传导阻滞,房室交界性逸搏心律

三十三、心房颤动伴三度房室传导阻滞

【诊断标准】 ① P 波消失，代之以大小不等的 f 波。② 心室率规则。③ QRS 波群的形态取决于控制心室的异位起搏点。交界性逸搏心律常为 40～60 bpm，QRS 波呈室上性；室性逸搏心律常在 40 bpm 以下，QRS 波群宽大畸形(图 2-55)。

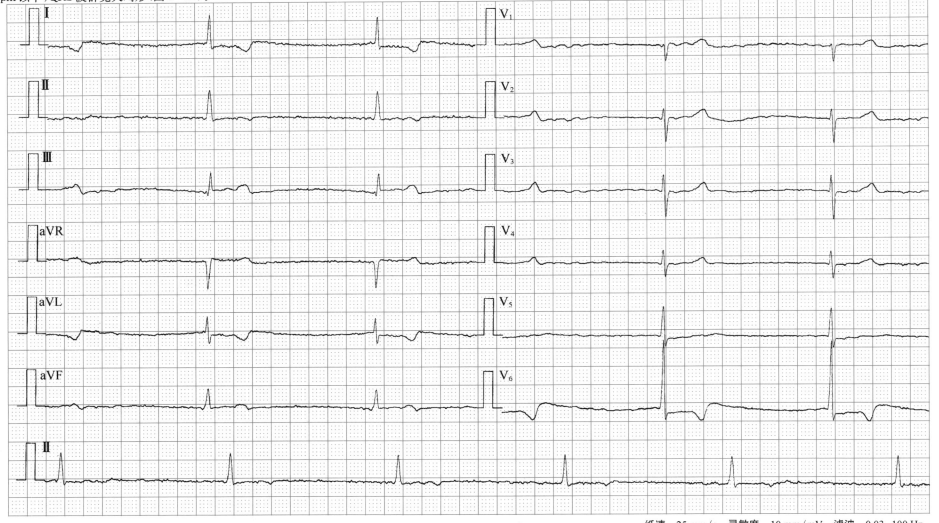

图 2-55　心房颤动伴三度房室传导阻滞　　　　　纸速：25 mm/s　灵敏度：10 mm/mV　滤波：0.03～100 Hz

心电图基本测量　异位心律；QRS 电轴：+57°；心率：37 bpm；P：/s；QRS：0.08 s；P-R：/s；QT：0.48 s；Rv_5：0.80 mV；Sv_1：0.40 mV

心电图诊断依据　P 波消失，代之以大小不等的 f 波；R-R 间期绝对规则，QRS 波呈室上性，频率 37 bpm；I、aVL、V_5、V_6 导联 ST 段水平型压低，以 R 波为主的导联 T 波低平、双向、倒置

心电图诊断　心房颤动伴三度房室传导阻滞，房室交界性逸搏节律，ST-T 改变(I、aVL、V_5、V_6)，QT 延长

三十四、右束支阻滞

【诊断标准】 ① QRS 波群形态改变：V_1、V_2 导联呈 rSR′ 型或呈宽大有切迹的 R 波（M 型），无 Q 波；I、aVL、V_5、V_6 导联 S 波宽而粗钝（S 波时限≥0.04 s），aVR 导联 QR 型，R 波宽而有切迹。② QRS 波群时间≥0.12 s，V_1 导联 R 峰时间＞0.05 s。若有以上相似的图形，但 QRS 波群时间＜0.12 s 者，称不完全性右束支阻滞。③ ST－T 继发性改变：V_1、V_2 导联 ST 段下移，T 波倒置；I、V_5、V_6 导联 T 波仍直立（图 2－56）。

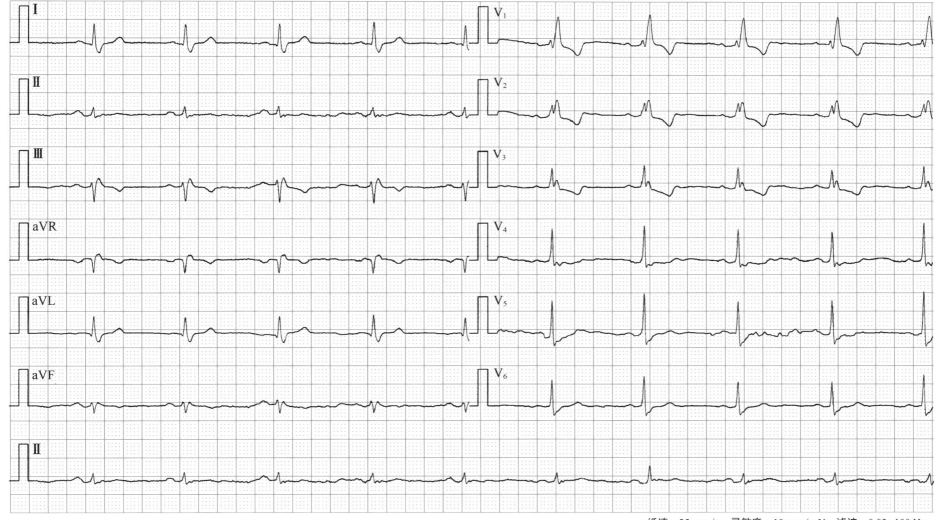

图 2－56 完全性右束支阻滞

纸速：25 mm/s 灵敏度：10 mm/mV 滤波：0.03~100 Hz

心电图基本测量 窦性心律；QRS 电轴：－4°；心率：60 bpm；P：0.10 s；QRS：0.12 s；P－R：0.17 s；QT：0.41 s；R_{V_5}：1.02 mV；S_{V_1}：0.06 mV

心电图诊断依据 V_1 导联呈 rSR′ 型，I、aVL、V_5、V_6 导联 S 波宽而粗钝。右胸导联 ST 段下移，T 波倒置

心电图诊断 窦性心律，完全性右束支阻滞

三十五、左束支阻滞

【诊断标准】 ① QRS 波群形态改变：I、aVL、V_5、V_6 导联 R 波增宽，顶部粗钝或有切迹，一般无 q 波及 S 波；V_1、V_2 导联常呈 rS 型（r 波极小，S 波明显加深增宽）或呈 QS 型。② QRS 波群时间≥0.12 s，V_5、V_6 导联 R 峰时间＞0.06 s。③ ST－T 继发性改变：ST－T 方向常与 QRS 波群主波方向相反（图 2－57）。

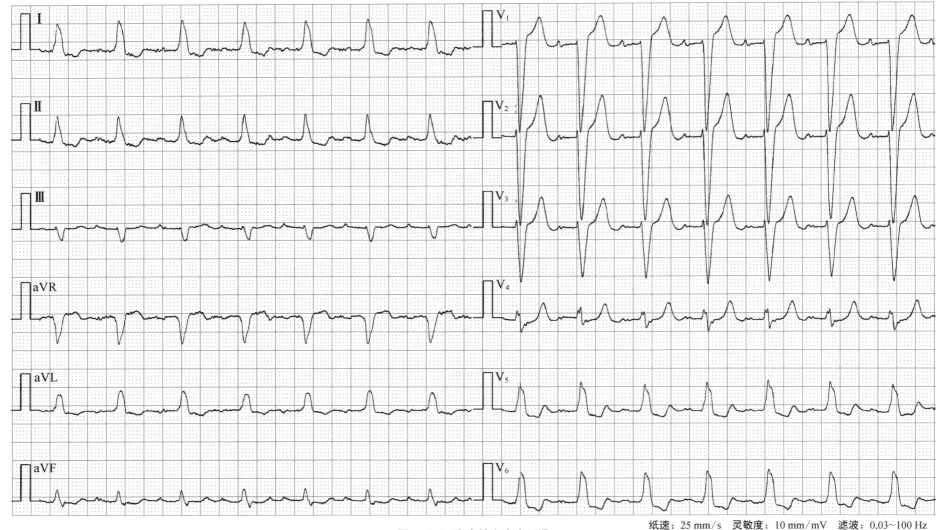

纸速：25 mm/s 灵敏度：10 mm/mV 滤波：0.03~100 Hz

图 2－57 完全性左束支阻滞

心电图基本测量 窦性心律；QRS 电轴：＋4°；心率：90 bpm；P：0.10 s；QRS：0.14 s；P－R：0.22 s；QT：0.38 s；Rv_5：0.77 mV；Sv_1：2.42 mV

心电图诊断依据 I、aVL、V_5、V_6 呈单向高 R 波，QRS 波群时间≥0.12 s，其后 ST 压低呈继发性改变。P－R 延长＞0.21 s

心电图诊断 窦性心律，完全性左束支阻滞，一度房室传导阻滞

三十六、左前分支阻滞

【诊断标准】 ① QRS 平均电轴显著左偏,超过-45°。② QRS 波群在 I、aVL 导联呈 qR 型且 q≤0.02 s;Ⅱ、Ⅲ、aVF 导联呈 rS 型。R$_{aVL}$>R$_I$,S$_{Ⅲ}$>S$_{Ⅱ}$。③ QRS 波群时间≤0.11 s,无明显增宽(图2-58)。

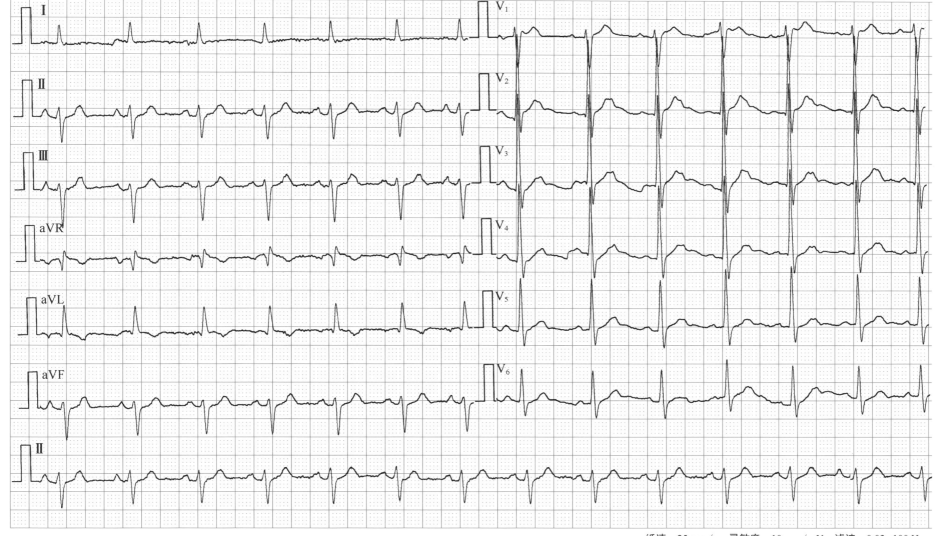

图 2-58 左前分支阻滞

纸速: 25 mm/s 灵敏度: 10 mm/mV 滤波: 0.03~100 Hz

心电图基本测量 窦性心律;QRS 电轴:-47°;心率:90 bpm;P:0.10 s;QRS:0.10 s;P-R:0.16 s;QT:0.33 s;R$_{V_5}$:1.42 mV;S$_{V_1}$:0.81 mV

心电图诊断依据 电轴显著左偏,超过-45°;Ⅱ、Ⅲ、aVF 导联呈 rS 型,S$_{Ⅲ}$>S$_{Ⅱ}$

心电图诊断 窦性心律,左前分支阻滞

第三章 心电图读图入门及指导

一、心电图读图基本步骤

（一）寻找窦性 P 波，确定基本心律

1. 窦性心律

凡起源于窦房结的心脏节律，称为窦性心律。常规心电图检查不能检测到窦房结的电活动，只能通过观察有无窦性 P 波确定激动是否起源于窦房结。窦性 P 波在 Ⅰ、Ⅱ、aVF、$V_4 \sim V_6$ 导联直立，aVR 导联倒置。

2. 异位心律

（1）颤动和扑动

1）心房颤动：P 波消失，代之以大小不等的 f 波。f 频率为 $350 \sim 600$ bpm，心室律绝对不规则（除外伴有三度房室传导阻滞时）。

2）心房扑动：P 波消失，代之以锯齿状 F 波。F 频率为 $250 \sim 350$ bpm，心室率一般规则（传导比例不同时可不规则）。

3）心室扑动及心室颤动：P 波消失，QRS 波群与 T 波融合不能辨认，但节律较规则、连续、快速、粗大时为心室扑动，P－QRS－T 波群完全消失，代之以不规则的颤动波为心室颤动。

（2）心动过速

1）窄 QRS 波心动过速：QRS 波$\leqslant 0.11$ s 的心动过速，其中大约 95% 为室上性心动过速。

2）宽 QRS 波心动过速：QRS 波> 0.12 s 的心动过速，最常见的是室性心动过速（占 $70\% \sim 80\%$），也见于室上性心动过速伴心室内差异性传导、室上性心动过速伴束支阻滞、室上性心动过速经预激旁路前传等。

（3）逸搏心律及加速性自主心律

各种原因造成心动过缓或长间歇时，下级节律点取代窦房结的起搏功能，发出一个或一串冲动激动心房或心室，称为逸搏。逸搏连续出现 3 次及 3 次以上时称为逸搏心律。房室交界性逸搏频率一般为 $40 \sim 60$ bpm，室性逸搏频率为 $30 \sim 40$ bpm。交界性心律的频率大于自身的逸搏频率而小于 130 bpm 时称为加速性交界性自主心律（或非阵发性交界性心动过速）。室性心律的频率大于自身逸搏频率而小于 100 bpm 时称为加速性室性自主心律（或非阵发性室性心动过速）。

（二）心电图基本测量

心率、电轴、P 波时限、P 波电压（重点测量 Ⅱ、V_1）、P－R 间期、QRS 时限、QRS 电压（重点测量 R_{V1}、R_{V5}、S_{V1}、S_{V5}）、QT 间期。

（三）分析 P 波

（1）根据心电图测量得到的 P 波时限是否在正常范围，判断有无左心房扩大。

（2）根据测得的 P 波电压是否在正常范围，判断有无右心房扩大。

（3）观察各导联 P 波形态是否正常，同一导联中 P 波形态是否一致。

（四）分析 QRS 波

（1）根据心电图测量得到的 QRS 波时限是否在正常范围，判断有无室内传导阻滞、异位搏动、预激综合征等。

（2）根据心电图测量得到的 QRS 波电压是否在正常范围,判断有无心室肥大。

（3）各导联 QRS 波形态是否正常,同一导联中 QRS 波形态是否一致。

（五）分析心律失常

观察 P 波的规律、观察 QRS 波群之间的规律、观察 P 波及 QRS 波群之间的关系,以此分析各种心律失常。

（六）分析 ST－T 段

观察各导联 ST 有无移位,T 波电压、形态是否正常。主要用于分析有无心肌缺血和心肌梗死。

（七）结合临床作出心电图诊断

心电图记录的只是心肌激动的电学活动,心电图检测技术本身还存在一定的局限性,并且还受到个体差异等方面的影响。许多心脏疾病,特别是早期阶段,心电图可以正常,而多种疾病有时亦可以引起同一种图形改变。因此,在检查心电图之前应仔细阅读申请单,必要时应亲自询问病史和作必要的体格检查。诊断时需注意和既往心电图的对比,注意动态改变,有时需根据病情发展密切随访。对心电图的各种变化都应密切结合临床资料,才能得出正确的解释。

二、心电图读图要点

1. 定性和定量

心电图的分析要注意定性和定量的关系。定性是基础。可围绕“高低、快慢、宽窄”六字原则先将各导联大致浏览一遍。“高低”指观察有无 ST 段抬高或压低,以便迅速检出心肌缺血或心肌梗死。“快慢”指观察心率的快慢,“宽窄”指的是观察 QRS 波的宽度,“快慢宽窄”相结合可以迅速检出可能影响血流动力学的心律失常。然后再按照前述基本步骤仔细定性、定量分析心电图,以做出完整的诊断。心电图诊断要顾及治疗和患者的安全。

2. 分析要全面

分析心电图至少要从四个方面考虑：基本心律、房室肥大、心律失常、心肌缺血。其中心律失常根据心室率快慢可分为快速性心律失常及缓慢性心律失常。常见的心律失常主要包括“早”(期前收缩)、“速”(心动过速)、“扑”(扑动)、“颤”(颤动)、“缓”(心动过缓)、“停”(停搏)、“滞”(传导阻滞)等几方面。谨防遗漏。

3. 符合电生理原理

心律失常诊断时要考虑符合心电生理的基本原理和特性,能用发生率高的解释者就不用发生率低者解释。

三、心电图读图指导

案例 1 王某,女,33 岁,"发热 1 日伴咳嗽"(图 3-1)。

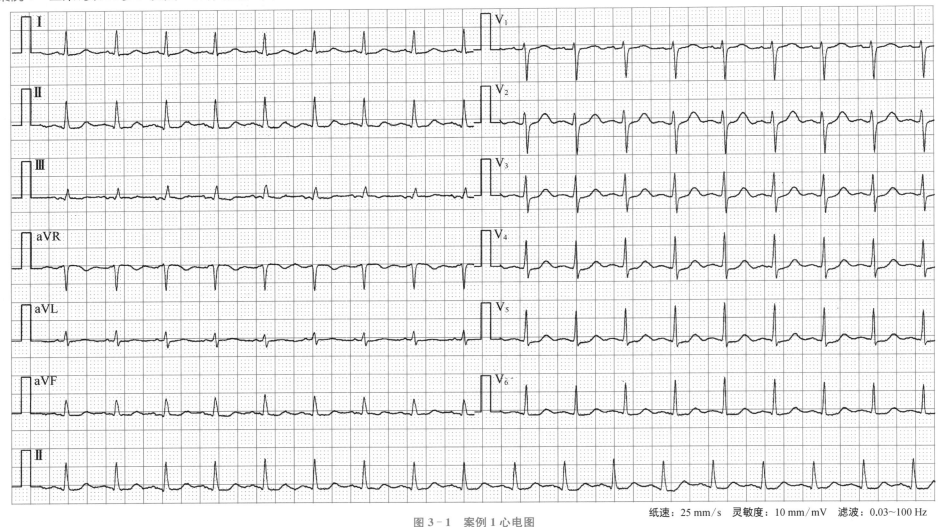

纸速：25 mm/s　灵敏度：10 mm/mV　滤波：0.03~100 Hz

图 3-1　案例 1 心电图

【读图引导】　① 判断该图是否存在窦性 P 波。② 进行心电图基本测量。尤其注意心率。③ 分析 P 波时限、电压是否在正常范围；各导联 P 波形态是否正常；同一导联中 P 波形态是否一致。④ 分析 QRS 波时限、电压是否在正常范围；各导联 QRS 波形态是否正常；同一导联中 QRS 波形态是否一致。⑤ 观察 P 波的规律、QRS 波群的规律；观察 P 波及 QRS 波群之间的关系。⑥ 观察各导联 ST 有无移位；T 波电压、形态是否正常。

1. 读图思路讲解

(1) 确定基本心律：观察 P 波方向：P 波在 Ⅱ 导联直立，在 aVR 导联倒置，存在窦性 P 波。该图的基本心律为窦性。

(2) 基本测量：计算心率为 111 bpm，超过正常值，属于心动过速。

(3) 分析 P 波：心电图测量得到的 P 波时限、电压均在正常范围，各导联 P 波形态正常，同一导联中 P 波形态一致。

(4) 分析 QRS 波：心电图测量得到的 QRS 波时限、电压均在正常范围，各导联 QRS 波形态正常，同一导联中 QRS 波形态一致。

(5) 分析心律失常：窦性 P 波规律出现，后随室上性 QRS 波规则出现。P-P 间期及 R-R 间期规则，无提前出现的 P 波及 QRS 波，无 P 波或 QRS 波的脱漏。

(6) 观察 ST-T：ST 无移位，T 波电压、形态正常。

2. 心电图报告

见图 3-2。

姓名	王某	性别	女	年龄	33 岁	门诊号/住院号 xxxx

临床诊断 __肺炎__   检查日期：__2010__ 年 __5__ 月 __20__ 日 __15:00__

心律	窦性	心房率	111 bpm	**P** 0.08 s	**Rv₅** 0.9 mV	**P-R** 0.12 s
电轴	+46°	心室率	111 bpm	**QRS** 0.08 s	**Sv₁** 0.9 mV	**QT** 0.34 s

心电图描述

窦性 P 波规则出现，频率 111 bpm，后随室上性 QRS 波。ST-T 未见异常

心电图结论

窦性心动过速

医师签名：

图 3-2　案例 1 心电图报告

3. 临床分析

窦性心动过速生理情况下见于运动、情绪激动等；病理情况下见于发热、贫血、甲状腺功能亢进、缺氧、休克、心功能不全等以及麻黄素、阿托品、肾上腺素等药物作用。该患者有发热伴咳嗽，临床拟诊肺炎，心电图检查结果和临床相符合。

案例2　宋某,男,56岁,健康体检(图3-3)。

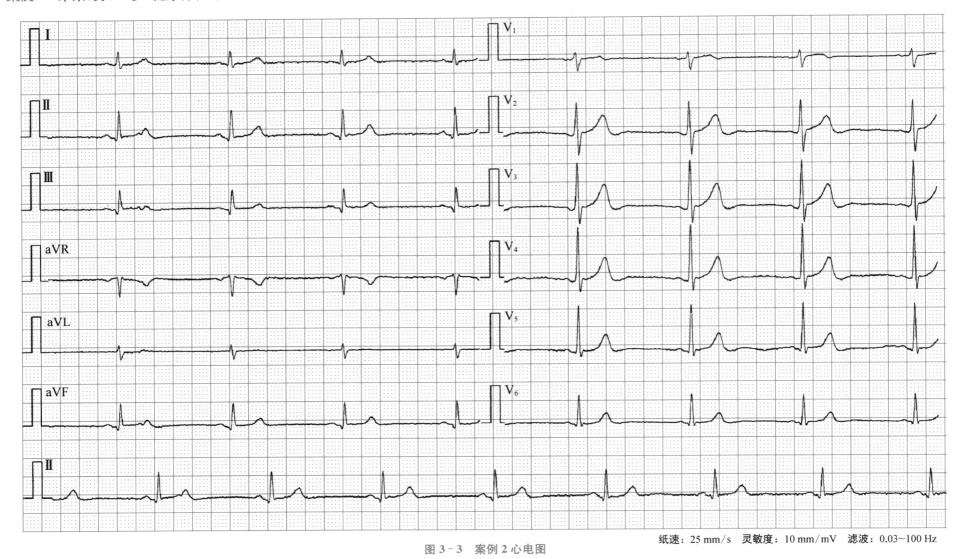

纸速:25 mm/s　灵敏度:10 mm/mV　滤波:0.03~100 Hz

图3-3　案例2心电图

【读图引导】　①判断该图是否存在窦性P波。②进行心电图基本测量,注意心率。③分析P波时限、电压是否在正常范围;各导联P波形态是否正常;同一导联中P波形态是否一致。④分析QRS波时限、电压是否在正常范围;各导联QRS波形态是否正常;同一导联中QRS波形态是否一致。⑤观察P波的规律、QRS波群的规律;观察P波及QRS波群之间的关系。⑥观察各导联ST有无移位;T波电压、形态是否正常。

1. 读图思路讲解

（1）确定基本心律：观察 P 波方向，P 波在 Ⅱ 导联直立，aVR 导联倒置，符合窦性 P 波标准。

（2）基本测量：心率 51 bpm，属于心动过缓。其余参数值见报告。

（3）分析 P 波：心电图测量得到的 P 波时限、电压均在正常范围，各导联 P 波形态正常，同一导联中 P 波形态一致。

（4）分析 QRS 波：心电图测量得到的 QRS 波时限为 0.08 s，呈室上性，QRS 波电压在正常范围，Ⅱ、Ⅲ、aVF 导联见 q 波，同一导联中 QRS 波形态一致。

（5）分析心律失常：窦性 P 波规则出现，后随室上性 QRS 波规则出现。P-P 间期及 R-R 间期规则，无提前出现的 P 波及 QRS 波，无 P 波或 QRS 波的脱漏。

（6）观察 ST-T：ST 无移位，T 波电压、形态正常。

2. 心电图报告

见图 3-4。

| 姓名 | 宋某 | 性别 | 男 | 年龄 | 56 岁 | 门诊号/住院号xxxx |

临床诊断　健康体检　　　检查日期：2012 年 9 月 10 日　11:00

| 心律 | 窦性 | 心房率 | 51 bpm | P 0.08 s | Rv$_5$ 1.29 mV | P-R 0.14 s |
| 电轴 | +67° | 心室率 | 51 bpm | QRS 0.08 s | Sv$_1$ 0.31 mV | QT 0.40 s |

心电图描述

窦性 P 波规则出现，频率 51 bpm，后随室上性 QRS 波

Ⅱ、Ⅲ、aVF 导联见异常 Q 波

ST-T 无异常

心电图结论

窦性心动过缓

Ⅱ、Ⅲ、aVF 导联见异常 q 波，建议吸屏试验

医师签名：

图 3-4　案例 2 心电图报告

3. 临床分析

窦性心动过缓生理情况下见于运动员、长期从事体力劳动者及老年人；病理情况下见于病态窦房结综合征、颅内高压、阻塞性黄疸、甲状腺功能减退症、洋地黄过量及应用 β 受体阻滞剂等。

下壁导联见异常 Q 波，鉴别其为下壁心肌梗死还是正常变异的要点在于：① 结合临床有无胸痛等症状和既往有无陈旧性心肌梗死病史，并对照既往心电图，如为新出现的 Q 波，当进一步检查以鉴别下壁心肌梗死。② 观察 ST-T 有无缺血改变。③ 深吸气后屏气记录，Q 波逐渐变小或消失为正常变异，若 Q 波不变或轻微变化则可能诊断下壁心肌梗死。

案例3　孟某,男,74岁,"反复发作心悸1周"(图3-5)。

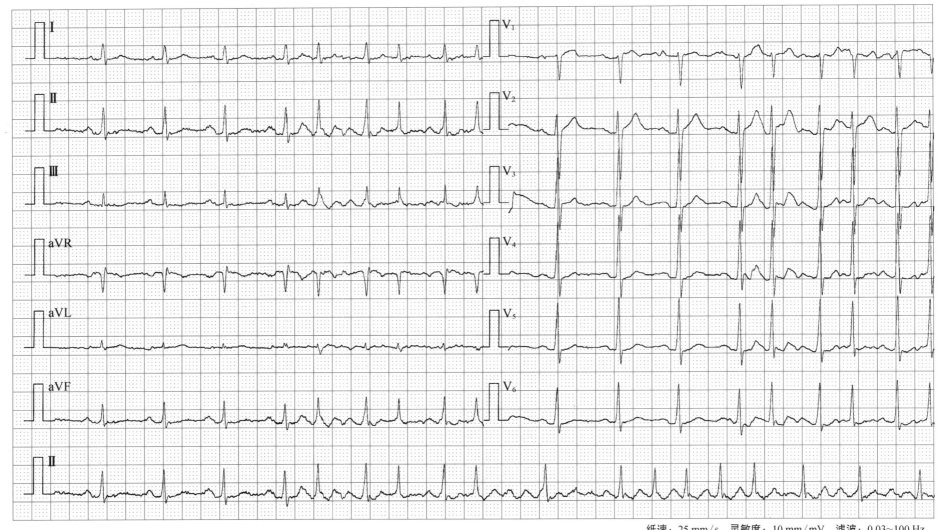

纸速: 25 mm/s　灵敏度: 10 mm/mV　滤波: 0.03~100 Hz

图3-5　案例3心电图

【读图引导】　① 该图是否存在窦性P波,注意各导联的后半段P波是否被其他特征性的波形取代。② 进行心电图基本测量。③ 分析各导联前半部分P波时限、电压、形态是否正常。④ 分析QRS波时限、电压是否在正常范围;各导联QRS波形态是否正常;同一导联中QRS波形态是否一致。⑤ 观察P波的规律、QRS波群的规律;观察P波及QRS波群之间的关系。⑥ 观察各导联ST有无移位,T波电压、形态是否正常。

1. 读图思路讲解

（1）确定基本心律：观察 P 波方向：Ⅱ 导联前半段 P 波直立，aVR 导联前半段 P 波倒置，存在窦性 P 波。但各导联后半段 P 波消失，代之以大小不等、间距不均、形态各异的心房颤动波（f 波）。所以前半段基本心律为窦性，而后半段为心房颤动。

（2）基本测量：参数值见报告。

（3）分析 P 波：前半部分窦性心律时心电图测量得到的 P 波时限、电压均在正常范围，各导联 P 波形态正常，同一导联中 P 波形态一致。后半部分无 P 波。

（4）分析 QRS 波：QRS 呈室上性，QRS 波时限、电压均在正常范围，各导联 QRS 波形态正常。

（5）分析心律失常：各导联前半段窦性 P 波规律出现，后随室上性 QRS 波规律出现。P-P 间期及 R-R 间期规则，无提前出现的 P 波及 QRS 波，无 P 波或 QRS 波的脱漏。各导联后半段 P 波消失，R-R 绝对不等。

（6）观察 ST-T：ST 无移位，T 波电压、形态正常。

2. 心电图报告

见图 3-6。

姓名	孟某	性别	男	年龄	75 岁	门诊号/住院号xxxx

临床诊断 　高血压　　　　检查日期：2012 年 11 月 21 日　14：00

心律	窦性	心房率	88 bpm	P 0.08 s	Rv₅1.3 mV	P-R / s
电轴	+71°	心室率	88 bpm	QRS 0.08 s	Sv₁0.9 mV	QT 0.40 s

心电图描述

各导联前半部分窦性 P 波规则出现，后随室上性 QRS 波规律出现。后半部分 P 波消失，代之以大小不等、节律不匀的 f 波，QRS 波呈室上性，R-R 间期绝对不等，心房颤动发作时平均心室率 110 bpm

心电图结论

窦性心律

阵发性心房颤动

医师签名：

图 3-6　案例 3 心电图报告

3. 临床分析

　　心房颤动绝大多数见于器质性心脏病变，常见于风湿性心瓣膜病（其中以二尖瓣狭窄占首位）、冠心病、高血压病、甲状腺功能亢进症、慢性缩窄性心包炎、洋地黄中毒等。甲状腺功能亢进症引起的心房颤动以阵发性者居多，有时可成为该病最早或最明显的表现。少数病例长时期内有阵发性或持久性心房颤动而并无器质性心脏病的证据，临床称为孤立性心房颤动。

案例4 张某,男,86 岁,"胸闷不适 3 日"。有高血压病史多年(图 3-7)。

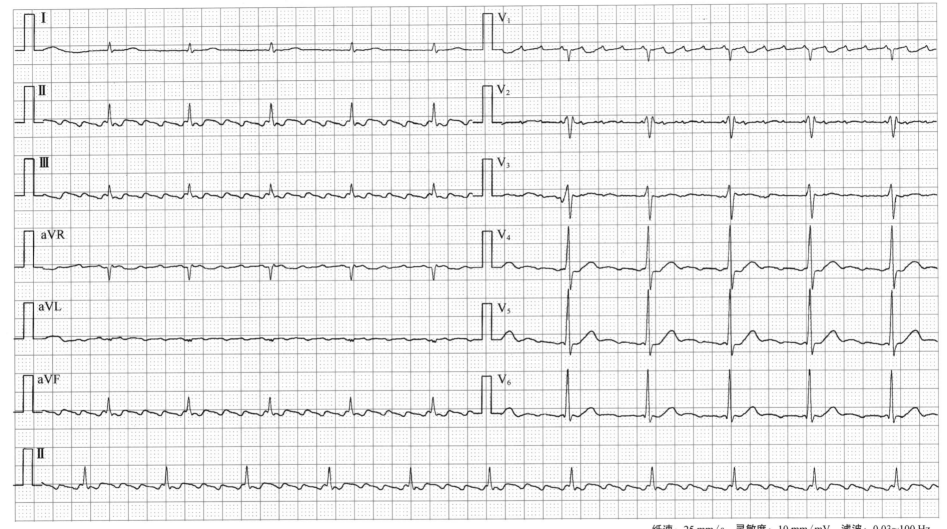

图 3-7 案例 4 心电图

纸速:25 mm/s 灵敏度:10 mm/mV 滤波:0.03~100 Hz

【读图引导】 ①该图是否存在窦性 P 波;P 波是否被其他特征性的波形取代。② 进行心电图基本测量。③ 分析 QRS 波时限、电压是否在正常范围;各导联 QRS 波形态是否正常;同一导联中 QRS 波形态是否一致。④ 观察 QRS 波群是否规则出现。⑤ 观察各导联 ST 有无移位,T 波电压、形态是否正常。

1. 读图思路讲解

（1）确定基本心律：各导联P波消失，代之以间距匀齐、波形一致、连续呈锯齿状的心房扑动波（F波），F波间无等电位线，在Ⅱ、Ⅲ、aVF导联上明显，其频率约280 bpm。

（2）基本测量：参数值见报告。

（3）分析QRS波：QRS呈室上性，QRS波时限、电压均在正常范围，同一导联QRS波形态一致。

（4）分析心律失常：窦性P波被F波取代，QRS波呈室上性并规则出现，房室传导比例为4∶1。

（5）观察ST－T：ST无移位，T波电压、形态正常。

2. 心电图报告

见图3-8。

姓名 张某　　　　**性别** 男　　　　　**年龄** 86 岁　　　　门诊号/住院号xxxx

临床诊断 高血压　　　　检查日期：2012 年11 月21 日　　14：00

心律 异位　　**心房率** ＿/ bpm　　**P** / s　　**Rv$_5$** 1.46 mV　　**P－R** / s

电轴 ＋69°　　**心室率** 69 bpm　　**QRS** 0.08 s　　**Sv$_1$** 0.30 mV　　**QT** 0.36 s

---

心电图描述

各导联P波消失，代之以锯齿状的F波，QRS波呈室上性，节律匀齐，房室传导比例为4∶1

心电图结论

心房扑动（4∶1房室传导）

医师签名：

图 3-8　案例 4 心电图报告

3. 临床分析

心房扑动绝大多数见于心脏有显著病变者，如风湿性心脏病、冠心病、高血压性心脏病、甲状腺功能亢进症等，少见于无器质性心脏病者。也常见于心房颤动用奎尼丁、胺碘酮或普鲁卡因胺治疗过程中。

案例5 黄某,女,46岁,"突发心悸1h"(图3-9)。

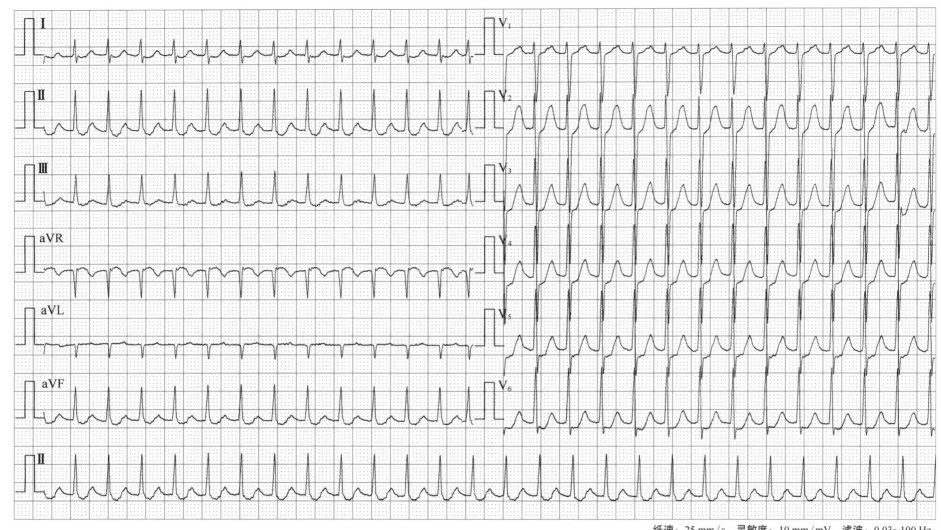

图 3-9 案例 5 心电图

纸速:25 mm/s 灵敏度:10 mm/mV 滤波:0.03~100 Hz

【读图引导】 初步浏览该图,判断是否存在"高低、快慢、宽窄"等方面的显著异常,是否影响血液动力学。① 判断该图是否存在窦性 P 波。② 进行心电图基本测量,尤其注意心率。③ 分析 QRS 波时限、电压是否在正常范围;各导联 QRS 波形态是否正常;同一导联中 QRS 波形态是否一致。④ QRS 波群是否规则。⑤ 观察各导联 ST 有无移位,T 波电压、形态是否正常。

1. 读图思路讲解

初步浏览该图,该图为窄 QRS 波心动过速。

(1) 确定基本心律:未见窦性 P 波。考虑为异位心律。

(2) 基本测量:心率 170 bpm,属于心动过速。其余参数值见报告。

(3) 分析 QRS 波:心电图测量得到的 QRS 波时限为 0.08 s,呈室上性,QRS 波电压在正常范围,各导联 QRS 波形态正常,同一导联中 QRS 波形态一致。

(4) 分析心律失常:R-R 规则匀齐。

(5) 观察 ST-T:ST 无移位,T 波电压、形态正常。

2. 心电图报告

见图 3-10。

姓名 黄某		性别 女		年龄 46 岁		门诊号/住院号xxxx

临床诊断 心动过速　　　检查日期:2010 年1 月14 日 14:00

心律 异位	**心房率** __/ bpm	**P** /s	**Rv_5**1.61 mV	**P-R** /s
电轴 +81°	**心室率** 170 bpm	**QRS** 0.08 s	**Sv_1**1.23 mV	**QT** 0.28 s

心电图描述

各导联未见窦性 P 波,心室率 170 bpm,R-R 规则,QRS 波呈室上性

ST-T 无异常

心电图结论

室上性心动过速

医师签名:

图 3-10　案例 5 心电图报告

3. 临床分析

室上性心动过速可见于心脏无器质性病变的患者,多由于情绪波动、精神紧张、过分疲劳、烟酒过度等而诱发。预激综合征患者尤易伴发室上性心动过速。室上性心动过速也可见于器质性心脏病患者如风湿性心脏病、冠心病、慢性肺源性心脏病、甲状腺功能亢进症等。

案例 6　黄某,女,83 岁,突发意识丧失(图 3 - 11)。

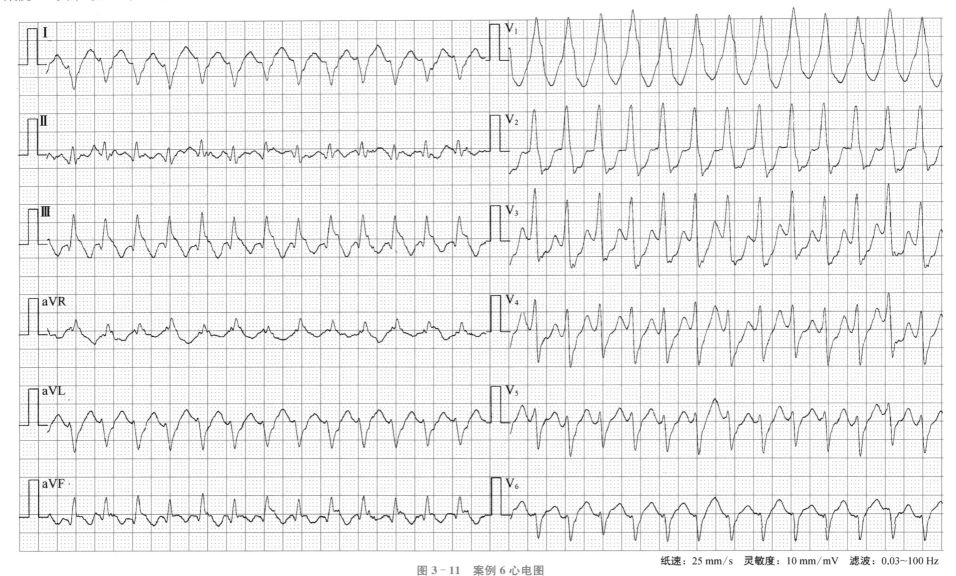

纸速: 25 mm/s　灵敏度: 10 mm/mV　滤波: 0.03~100 Hz

图 3 - 11　案例 6 心电图

【读图引导】　初步浏览该图,判断是否存在"高低、快慢、宽窄"等方面的显著异常,是否影响血流动力学。① 判断该图是否存在窦性 P 波。② 进行心电图基本测量。③ 分析 QRS 波时限、电压、形态。④ 观察 QRS 波群是否匀齐,是否存在房室分离。⑤ 观察各导联 ST - T 变化情况。

1. 读图思路讲解

初步浏览该图,该图为宽 QRS 波心动过速。

(1) 确定基本心律:未见窦性 P 波,考虑为异位心律。

(2) 基本测量:心率 171 bpm,属于心动过速。其余参数值见报告。

(3) 分析 QRS 波:心电图测量得到的 QRS 波时限为 0.16 s,QRS 波群宽大畸形。

(4) 分析心律失常:R-R 基本匀齐。

(5) 观察 ST-T:ST-T 呈继发性改变。

2. 心电图报告

见图 3-12。

姓名 黄某	性别 女	年龄 83 岁	门诊号/住院号xxxx
临床诊断 心动过速		检查日期:2012 年9 月13 日 14:00	

心律 异位	**心房率** / bpm	**P** / s	**Rv₅** 0.07 mV	**P-R** / s
电轴 +135°	**心室率** 171 bpm	**QRS** 0.16 s	**Sv₁** 0.00 mV	**QT** 0.32 s

心电图描述

各导联未见窦性 P 波,心室率 171 bpm,QRS 宽大畸形,R-R 基本规则

心电图结论

室性心动过速

医师签名:

图 3-12 案例 6 心电图报告

3. 临床分析

室性心动过速绝大多数发生于器质性心脏病患者,最常见于冠心病,也可见于其他心脏病、代谢障碍、药物毒性及先天性 QT 间期延长综合征等,偶可见于无心脏病者。室性心动过速频率超过 160～200 bpm、多形性室性心动过速、持续性室性心动过速、有基础器质性心脏病尤其是心力衰竭、室性心动过速发作时伴有症状、血压偏低、QT 间期延长者,均提示病情严重。

案例7　宋某,男,77岁,"反复咳痰喘20余年,水肿2个月"。有慢性阻塞性肺疾病史多年(图3-13)。

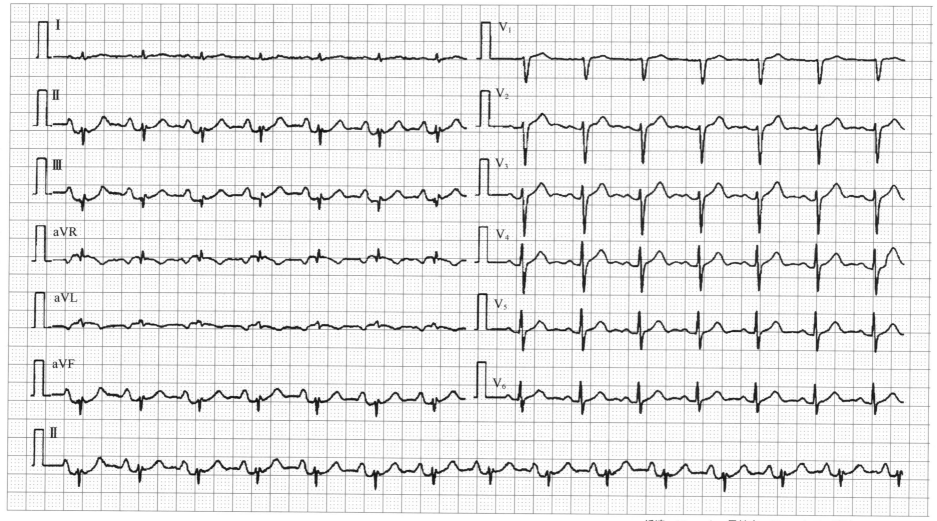

图3-13　案例7心电图

纸速:25 mm/s　灵敏度:10 mm/mV　滤波:0.03~100 Hz

【读图引导】　① 判断该图是否存在窦性P波。② 进行心电图基本测量。③ 分析P波时限、电压是否在正常范围;各导联P波形态是否正常;同一导联中P波形态是否一致。④ 分析QRS波时限、电压是否在正常范围;各导联QRS波形态是否正常;同一导联中QRS波形态是否一致。⑤ 观察P波的规律、QRS波群的规律;观察P波及QRS波群之间的关系。⑥ 观察各导联ST有无移位;T波电压、形态是否正常。

1. 读图思路讲解

（1）确定基本心律：观察 P 波方向：Ⅱ 导联 P 波直立，aVR 导联 P 波倒置，存在窦性 P 波。

（2）基本测量：心率 93 bpm。其余参数值见报告。

（3）分析 P 波：P 波时限正常范围，但下壁导联 P 波高尖，肢导联 P 波电压≥0.25 mV，同一导联中 P 波形态基本一致。

（4）分析 QRS 波：心电图测量得到的 QRS 波时限为 0.08 s，呈室上性，肢导联 QRS 波电压均小于 0.5 mV，各导联 QRS 波形态正常，同一导联中 QRS 波形态一致。

（5）分析心律失常：窦性 P 波规律出现，后随室上性 QRS 波规则出现。P-P 间期及 R-R 间期规则，无提前出现的 P 波及 QRS 波，无 P 波或 QRS 波的脱漏。

（6）观察 ST-T：ST-T 无异常。

2. 心电图报告

见图 3-14。

姓名	宋某	性别	男	年龄	77 岁	门诊号/住院号 xxxx

临床诊断 　慢性阻塞性肺疾病 　　　　检查日期：2011 年 9 月 7 日 　10:00

心律	窦性	心房率	93 bpm	P 0.09 s	Rv₅ 0.04 mV	P-R 0.16 s
电轴	−87°	心室率	93 bpm	QRS 0.10 s	Sv₁ 0.60 mV	QT 0.32 s

心电图描述

窦性 P 波形态高尖，肢导联 P 波电压≥0.25 mV

肢导联电压＜0.5 mV

心电图结论

窦性心律

右心房扩大

低电压

医师签名：

图 3-14　案例 7 心电图报告

3. 临床分析

P 波高尖常见于肺源性心脏病、肺动脉瓣狭窄等，故称为"肺型 P 波"。此外还可见于房间隔缺损、三尖瓣病变等。

若 6 个肢体导联中每个 QRS 波群正向波与负向波电压的绝对值之和均小于 0.5 mV，或（和）每个胸导联的 QRS 波群电压的绝对值之和均小于 1.0 mV，称为低电压。前者又称肢导联低电压。常见于：① 生理性：垂位心、横位心。② 心脏疾病：心肌梗死、心包炎、心包积液、心肌纤维化、缩窄性心包炎等。③ 代谢疾病：甲状腺功能减退症、肥胖。④ 肺/胸腔疾病：肺水肿或肺气肿、支气管炎、肺炎、肺不张、气胸、胸腔积液等。也可见于部分正常人。如个别导联的 QRS 波群振幅小并无病理意义。

此图右心房扩大、低电压同该患者慢性阻塞性肺疾病、肺心病相符合。

案例8 张某,69岁,"血压升高10余年"。(图3-15)

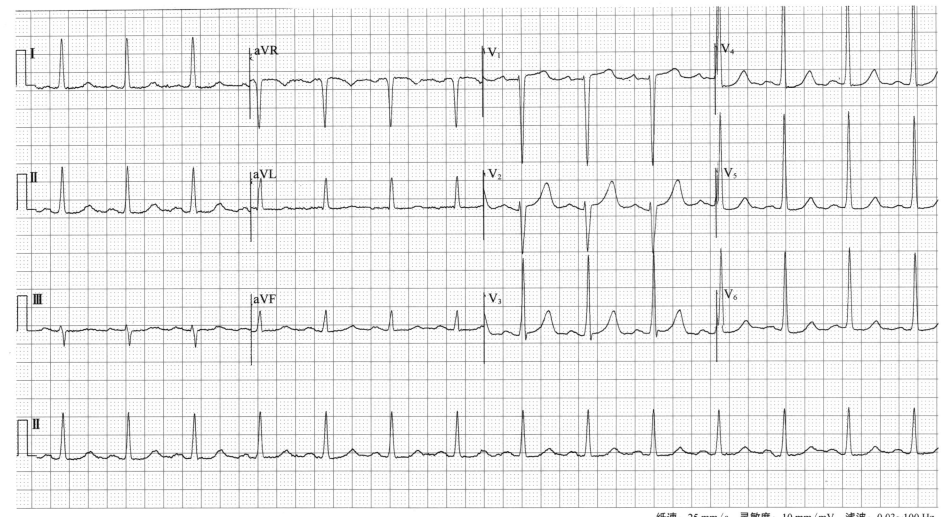

纸速:25 mm/s 灵敏度:10 mm/mV 滤波:0.03~100 Hz

图 3-15 案例 8 心电图

【读图引导】 ① 判断该图是否存在窦性 P 波。② 进行心电图基本测量。尤其注意电压测量。③ 分析 P 波时限、电压是否在正常范围;各导联 P 波形态是否正常;同一导联中 P 波形态是否一致。④ 分析 QRS 波时限、电压是否在正常范围;各导联 QRS 波形态是否正常;同一导联中 QRS 波形态是否一致。⑤ 观察 P 波的规律、QRS 波群的规律;观察 P 波及 QRS 波群之间的关系。⑥ 观察各导联 ST 有无移位;T 波电压、形态是否正常。

1. 读图思路讲解

（1）确定基本心律：观察 P 波方向：Ⅱ 导联 P 波直立，aVR 导联 P 波倒置，存在窦性 P 波。

（2）基本测量：心率 86 bpm。其余参数值见报告。

（3）分析 P 波：P 波增宽，电压正常，同一导联中 P 波形态一致。

（4）分析 QRS 波：心电图测量得到的 QRS 波时限为 0.08 s，呈室上性，QRS 波电压在正常范围，各导联 QRS 波形态正常，同一导联中 QRS 波形态一致。

（5）分析心律失常：窦性 P 波规律出现，后随室上性 QRS 波规则出现。P-P 间期及 R-R 间期规则，无提前出现的 P 波及 QRS 波，无 P 波或 QRS 波的脱漏。

（6）观察 ST-T：ST-T 无异常。

2. 心电图报告

见图 3-16。

姓名	张某	性别	女	年龄	69 岁	门诊号/住院号 xxxx

临床诊断　　高血压病　　　　检查日期：2012 年 9 月 13 日　14:00

心律	窦性	心房率	86 bpm	P 0.12 s	Rv₅ 2.6 mV	P-R 0.18 s
电轴	+19°	心室率	86 bpm	QRS 0.09 s	Sv₁ 2.4 mV	QT 0.40 s

心电图描述

P 波略增宽，时限为 0.12 s

$R_{V_5} + Sv_1$ 为 5.0 mV

ST-T 无异常

心电图结论

窦性心律

左心室肥大

P 波增宽

医师签名：

图 3-16　案例 8 心电图报告

3. 临床分析

高血压病患者心电图出现明确左心室肥大伴劳损者，病死率明显高于相同水平高血压而无左心室肥大者。心电图诊断左心室肥大敏感性较差，但特异性较好，心电图出现明显左心室肥大证据，高度提示器质性心脏病存在。

有时左心房内不完全性传导阻滞也可导致 P 波增宽，此种情况可见于冠心病、心肌梗死、高血压病等。该图肢导联虽有 P 波增宽，但未见双峰，V₁ 导联亦未见 PtfV₁ 绝对值＞0.04 s 等左心房肥大的典型表现。所以鉴别主要依靠超声心动图等各种检查寻找有无左心房肥大的依据。

案例9　邱某,男,57岁,"胸痛2h伴头晕"。血压75/55 mmHg(10~7.3 kPa)(图3-17)。

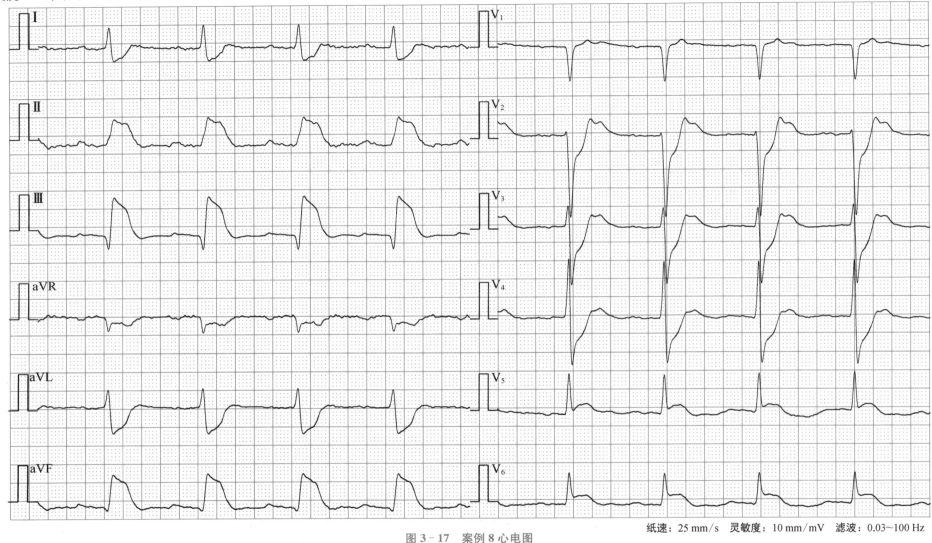

纸速：25 mm/s　灵敏度：10 mm/mV　滤波：0.03~100 Hz

图3-17　案例8心电图

【读图引导】　初步浏览该图,判断是否存在"高低、快慢、宽窄"等方面的显著异常;是否需要加做导联。① 观察并描述各导联 ST-T 变化情况。② 判断该图是否存在窦性 P 波。③ 进行心电图基本测量。④ 分析 P 波时限、电压是否在正常范围;各导联 P 波形态是否正常;同一导联中 P 波形态是否一致。⑤ 分析 QRS 波时限、电压是否在正常范围;各导联 QRS 波形态是否正常;同一导联中 QRS 波形态是否一致。⑥ 观察 P 波的规律、QRS 波群的规律;观察 P 波及 QRS 波群之间的关系。尤其注意 P-R 间期。⑦ 结合临床做出心电图诊断。

1. 读图思路讲解

初步浏览该图,发现明显的 ST - T 改变,需要加做 18 导联。

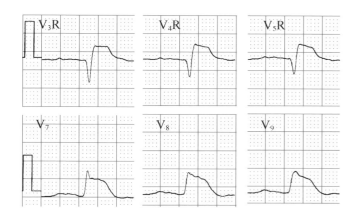

(1) 观察 ST - T:Ⅱ、Ⅲ、aVF,$V_5 \sim V_9$,$V_3R \sim V_5R$ 导联 ST 段抬高与 T 波融合成单向曲线;对应导联 ST 段压低。结合患者胸痛,血压降低,考虑为下壁、侧壁、后壁、右心室心肌梗死。

(2) 确定基本心律:Ⅱ导联 P 波直立,aVR 导联 P 波倒置,存在窦性 P 波。

(3) 基本测量:心率 60 bpm。P - R 间期为 0.30 s。

(4) 分析 P 波:P 波时限、电压正常,同一导联中 P 波形态一致。

(5) 分析 QRS 波:QRS 波呈室上性,Ⅲ、aVF 见异常 Q 波,V_1、$V_3R \sim V_5R$ 导联呈 QS 型。

(6) 分析心律失常:窦性 P 波规律出现,后随室上性 QRS 波规则出现,P - R 间期为 0.30 s。P - P 间期及 R - R 间期规则,无提前出现的 P 波及 QRS 波,无 P 波或 QRS 波的脱漏。

2. 心电图报告

见图 3 - 18。

姓名 **邱某**   性别 **男**   年龄 **57 岁**   门诊号/住院号**xxxx**

临床诊断 **胸痛**   检查日期:**2012** 年 **4** 月 **21** 日   **16:30**

| 心律 | **窦性** | 心房率 | 60 bpm | P 0.08 s | Rv₅ 0.90 mV | P - R 0.30 s |

心律	**窦性**	心房率	60 bpm	P 0.08 s	Rv_5 0.90 mV	P - R 0.30 s
电轴	+71°	心室率	60 bpm	QRS 0.10 s	Sv_1 0.62 mV	QT 0.38 s

心电图描述

Ⅲ、aVF 见异常 Q 波,V_1、$V_3R \sim V_5R$ 导联呈 QS 型。

Ⅱ、Ⅲ、aVF,$V_5 \sim V_9$,$V_3R \sim V_5R$ 导联 ST 段抬高与 T 波融合成单向曲线;对应导联 ST 段压低

P - R 间期 0.30 s

心电图结论

窦性心律

下壁、侧壁、后壁、右心室心肌梗死(急性期)

一度房室传导阻滞

医师签名:

图 3 - 18 案例 9 心电图报告

3. 临床分析

心肌梗死的心电图诊断包括定性、分期、定位 3 个方面。临床典型的表现加典型心电图的动态演变相结合即可诊断心肌梗死。孤立的右心室游离壁梗死极为少见,右心室心肌梗死常合并左心室下、后壁梗死。因此对急性下壁或下后壁心肌梗死应常规做$V_3R \sim V_5R$导联检查。同时应注意发现临床右心功能不全的体征与血流动力学障碍(血压降低、颈静脉充盈、肺听诊无啰音为右心室心肌梗死三联征)。典型临床表现与心电图表现相结合可诊断右心室心肌梗死。

急性下壁心肌梗死合并房室传导阻滞较多见,需特别注意有无血液动力学的改变。

案例 10　陈某,男,61 岁,"胸痛 5 h"(图 3 - 19)。

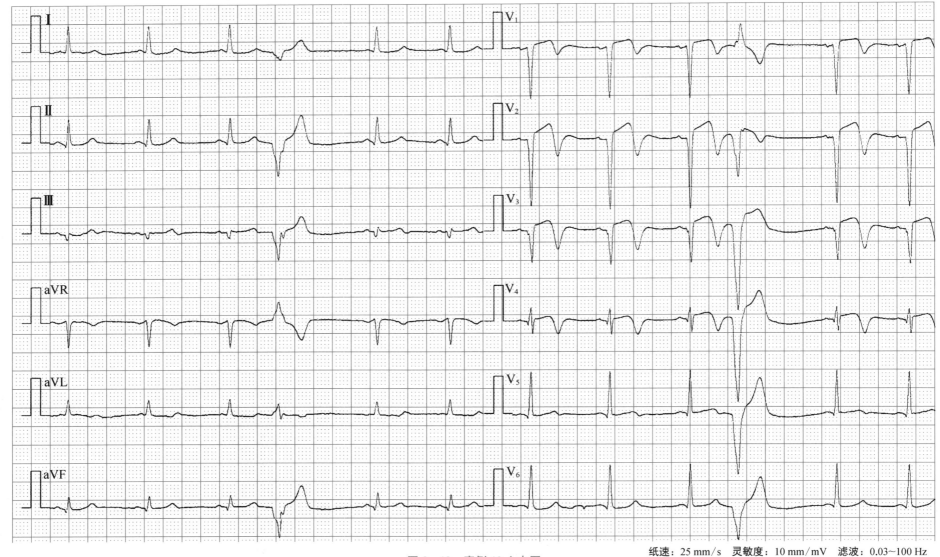

图 3 - 19　案例 10 心电图

纸速:25 mm/s　灵敏度:10 mm/mV　滤波:0.03~100 Hz

【读图引导】　初步浏览该图,判断是否存在"高低、快慢、宽窄"等方面的显著异常。是否需要加做导联。① 描述各导联 ST - T 变化。② 判断是否存在窦性 P 波。③ 心电图基本测量。④ 分析 P 波。⑤ 分析 QRS 波。⑥ 观察 P 波及 QRS 波群的规律以及两者之间的关系。⑦ 结合临床做出心电图诊断。

1. 读图思路讲解

初步浏览该图,发现明显的 ST-T 改变,需要加做 18 导联。

经检查后壁及右胸导联无明显的 ST 段抬高。

(1)观察 ST-T:$V_1 \sim V_4$ 导联 ST 段弓背直立抬高,T 波倒置。结合患者胸痛,考虑为急性前间壁、前壁心肌梗死。

(2)确定基本心律:Ⅱ导联 P 波直立,aVR 导联 P 波倒置,存在窦性 P 波。

(3)基本测量:参数值见报告。

(4)分析 P 波:P 波时限、电压正常,同一导联中 P 波形态一致。

(5)分析 QRS 波:QRS 波群在 V_2、V_3 呈 QS 型,V_4 呈 qrs 型。考虑为坏死型 Q 波。坏死型 Q 波、损伤型 ST 段移位和缺血型 T 波改变这 3 种类型的图形同时可见于该图中。心肌梗死诊断成立。

(6)分析心律失常:各导联见提前出现的宽大畸形的 QRS 波,其前无相关 P 波,其后 T 波与主波方向相反,后随完全性代偿间歇。

2. 心电图报告

见图 3-20。

姓名 陈某	性别 男	年龄 61 岁	门诊号/住院号xxxx

临床诊断 胸痛　　检查日期:2012 年4 月21 日　16:30

心律 窦性	心房率 74 bpm	P 0.08 s	Rv₅ 1.15 mV	P-R 0.12 s
电轴 +23°	心室率 74 bpm	QRS 0.08 s	Sv₁ 1.35 mV	QT 0.36 s

心电图描述

$V_1 \sim V_4$ 导联 ST 段弓背直立抬高,T 波倒置。QRS 波群在 V_2、V_3 呈 QS 型,V_4 呈 qrs 型。各导联见提前出现的宽大畸形的 QRS 波,其前无相关 P 波,其后 T 波与主波方向相反,后随完全性代偿间歇

心电图结论

窦性心律
室性期前收缩
前间隔、前壁心肌梗死(急性期)

医师签名:

图 3-20　案例 10 心电图报告

3. 临床分析

正常人与各种心脏病患者均可发生室性期前收缩。正常人发生室性期前收缩的机会随年龄的增长而增加,精神不安,疲劳,过量烟、酒、咖啡能诱发室性期前收缩。心肌炎、缺血缺氧、药物(奎尼丁、普鲁卡因胺、异丙肾上腺素等)、麻醉和手术、心导管检查等均可使心肌受到机械、电、化学性刺激而发生室性期前收缩。影响其预后的主要因素在于患者有无器质性心脏病基础及其类型。

急性心肌梗死合并心律失常见于 75%～95% 的患者,多发生在起病 1～2 日,而以 24 h 内最多见,可伴乏力、头晕、晕厥等症状。各种心律失常中以室性心律失常最多,尤其是室性期前收缩,如室性期前收缩频发(每分钟 5 次以上),成对出现或呈短阵室性心动过速,多源性或落在前一心搏的易损期时(R on T),常为心室颤动的先兆。心室颤动是急性心肌梗死早期,特别是入院前主要的死因。

案例 11　张某,女,75 岁,"心悸半年余"。半年前因剑突下疼痛就诊,曾被诊断为下壁心肌梗死(图 3-11)。

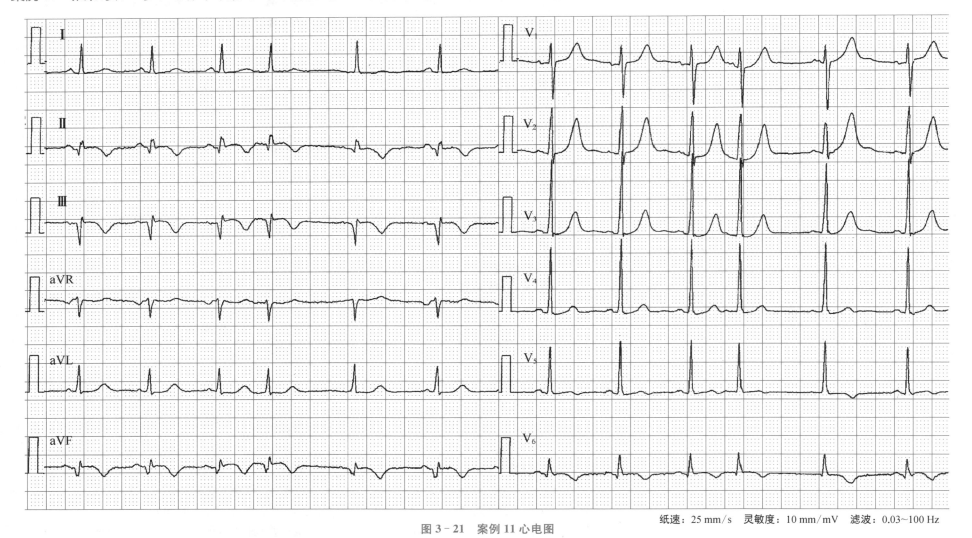

纸速:25 mm/s　灵敏度:10 mm/mV　滤波:0.03~100 Hz

图 3-21　案例 11 心电图

【读图引导】　① 判断该图是否存在窦性 P 波。② 进行心电图基本测量,尤其注意心率。③ 分析 P 波时限、电压是否在正常范围;各导联 P 波形态是否正常;同一导联中 P 波形态是否一致。④ 分析 QRS 波时限、电压是否在正常范围;各导联 QRS 波形态是否正常;同一导联中 QRS 波形态是否一致。⑤ 观察 P 波的规律、QRS 波群的规律;观察 P 波及 QRS 波群之间的关系。⑥ 观察各导联 ST 段有无移位;T 波电压、形态是否正常。

1. 读图思路讲解

（1）确定基本心律：观察 P 波方向：Ⅱ 导联 P 波直立，aVR 导联 P 波倒置，存在窦性 P 波。

（2）基本测量：参数值见报告。

（3）分析 P 波：P 波时限、电压正常范围。

（4）分析 QRS 波：QRS 波呈室上性，QRS 波电压在正常范围，Ⅱ、Ⅲ、aVF 导联呈 Qr 型，Q≥0.04 s，Q>1/4R。

（5）分析心律失常：窦性 P 波规律出现，后随室上性 QRS 波规则出现。各导联见提早出现的 P′-QRS 波（P′在 V_1、V_3、V_4尤为明显）P′和窦性 P 波有所不同，QRS 呈室上性，后随不完全性代偿间歇。

（6）观察 ST-T：Ⅱ、Ⅲ、aVF、V_6导联 T 波倒置，Ⅰ、V_5导联 T 波低平、双向。

2. 心电图报告

见图 3-22。

姓名	张某	性别	女	年龄	75 岁	门诊号/住院号	xxxx

临床诊断 ___心悸___ 检查日期：___2012___年___9___月___6___日 ___14:00___

心律	窦性	心房率	76 bpm	P 0.08 s	Rv_5 1.35 mV	P-R 0.14 s
电轴	+1°	心室率	76 bpm	QRS 0.08 s	Sv_1 1.07 mV	QT 0.39 s

心电图描述

Ⅱ、Ⅲ、aVF 导联呈 Qr 型，Q≥0.04 s，Q>1/4R，其后 T 波倒置。Ⅰ、V_5、V_6 导联 T 波倒置、低平、双向

各导联见提早出现的 P′-QRS 波，P′异型，QRS 呈室上性，后随不完全性代偿间歇

心电图结论

窦性心律

下壁心肌梗死（陈旧期）

房性期前收缩

医师签名：

图 3-22　案例 11 心电图报告

3. 临床分析

就诊时患者无胸痛，无 ST 段的明显抬高及动态演变，心肌酶及肌钙蛋白阴性。结合患者有半年前有剑突下疼痛病史，诊断为陈旧性下壁心肌梗死。

期前收缩可见于健康人，而冠心病、风湿性心脏病、心肌炎、心肌病等器质性心脏病患者更多见。偶发期前收缩或发生多年而无其他临床表现者，大多无重要意义。影响其预后的更为重要的因素主要在于患者有无器质性心脏病基础及其类型。发生期前收缩时，必须重视患者的临床症状，如眩晕、黑矇或晕厥，以及患者的基础器质性心脏病尤其是冠心病、心肌病、心脏扩大、心力衰竭等。

案例 12　朱某,女,80 岁,"活动后气促 10 余年"(图 3 - 23)。

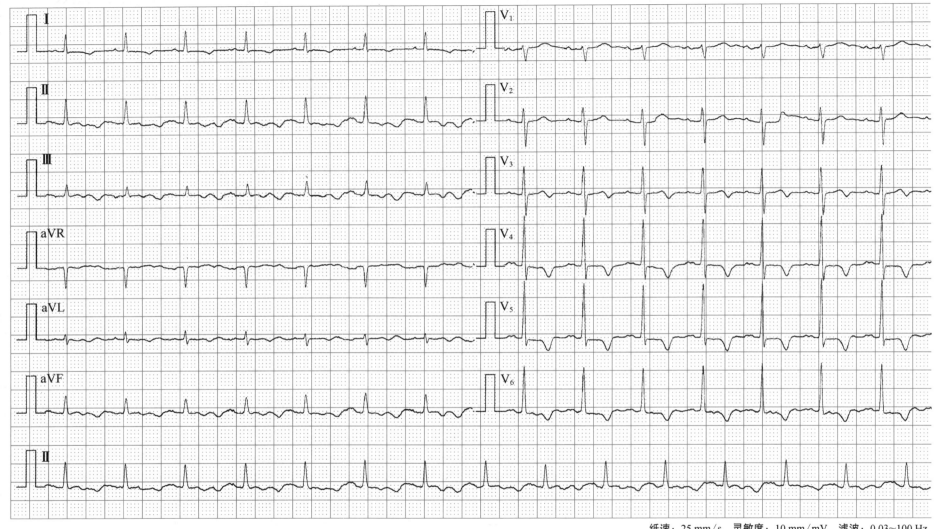

纸速：25 mm/s　灵敏度：10 mm/mV　滤波：0.03~100 Hz

图 3 - 23　案例 12 心电图

【读图引导】　① 判断该图是否存在窦性 P 波。② 进行心电图基本测量。③ 分析 P 波时限、电压是否在正常范围；各导联 P 波形态是否正常；同一导联中 P 波形态是否一致。④ 分析 QRS 波时限、电压是否在正常范围；各导联 QRS 波形态是否正常；同一导联中 QRS 波形态是否一致。⑤ 观察 P 波的规律、QRS 波群的规律；观察 P 波及 QRS 波群之间的关系，每一个 P 波后是否都紧随 QRS 波群。⑥ 观察各导联 ST 有无移位；T 波电压、形态是否正常。

1. 读图思路讲解

（1）确定基本心律：观察 P 波方向：Ⅱ导联 P 波直立，aVR 导联 P 波倒置，存在窦性 P 波。

（2）基本测量：参数值见报告。

（3）分析 P 波：心电图测量得到的 P 波时限、电压均在正常范围，各导联 P 波形态正常，同一导联中 P 波形态一致。

（4）分析 QRS 波：QRS 波呈室上性，QRS 波电压在正常范围，各导联 QRS 波形态正常，同一导联中 QRS 波形态一致。

（5）分析心律失常：窦性 P 波规律出现，后随室上性 QRS 波规则出现。P－P 间期及 R－R 间期规则，无提前出现的 P 波及 QRS 波，无 P 波或 QRS 波的脱漏。

（6）观察 ST－T：V_4、V_5、V_6 见 ST 段水平型压低 0.05～0.1 mV，以 R 波为主的导联均见 T 波倒置。

2. 心电图报告

见图 3－24。

| 姓名 | 朱某 | 性别 | 女 | 年龄 | 80 岁 | 门诊号/住院号xxxx |

临床诊断　冠心病　　　　　检查日期：2012 年 10 月 30 日　11:00

| 心律 | 窦性 | 心房率 | 93 bpm | **P** 0.08 s | **Rv₅** 1.60 mV | **P－R** 0.16 s |
| 电轴 | ＋55° | 心室率 | 93 bpm | **QRS** 0.08 s | **Sv₁** 0.30 mV | **QT** 0.32 s |

心电图描述

V_4、V_5、V_6 见 ST 段水平型压低 0.05～0.1 mV，以 R 波为主的导联均见 T 波倒置

心电图结论

窦性心律

ST－T 改变

医师签名：

图 3－24　案例 12 心电图报告

3. 临床分析

部分冠心病患者在静息状态下的心电图可呈现 ST－T 异常改变，其临床表现可隐蔽或者无症状（无症状型或隐匿型冠心病）。慢性冠状动脉供血不足可以是急性冠状动脉供血不足的后遗结果或由于冠状动脉粥样硬化直接导致心肌慢性缺血。

案例 13 吴某,女,38 岁,"头晕伴乏力 3 日"。2 周前有发热上呼吸道感染史(图 3-25)。

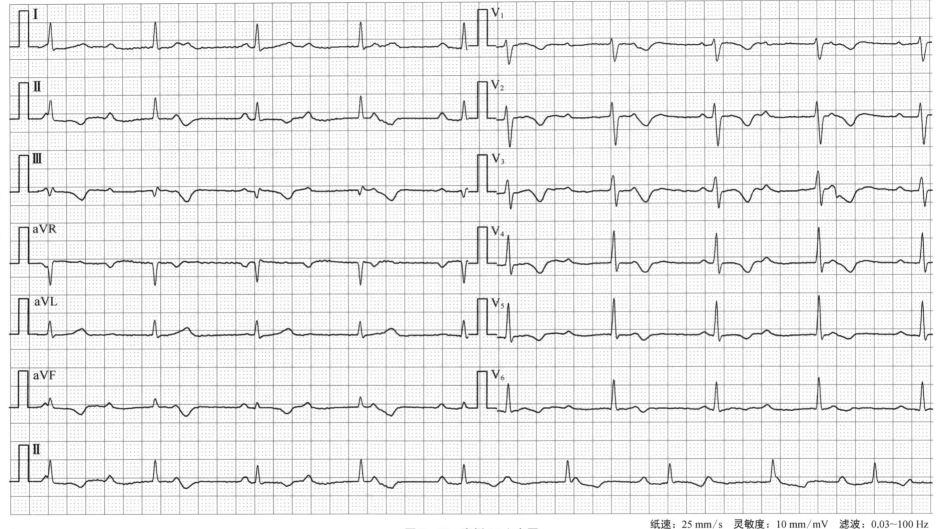

图 3-25 案例 14 心电图

纸速:25 mm/s 灵敏度:10 mm/mV 滤波:0.03~100 Hz

【读图引导】 ① 判断本图是否存在窦性 P 波。② 基本测量中是否发现异常?尤其注意心率。③ 分析 P 波心电图测量得到的 P 波时限、电压是否在正常范围;各导联 P 波形态是否正常;同一导联中 P 波形态是否一致。④ 分析 QRS 波心电图测量得到的 QRS 波时限、电压是否在正常范围;各导联 QRS 波形态是否正常;同一导联中 QRS 波形态是否一致。⑤ 特别注意观察 P 波的规律;观察 QRS 波群之间的规律;观察 P 波及 QRS 波群之间的关系,分析窦性激动(P 波)是否控制心室。⑥ 观察各导联 ST 有无移位,T 波电压、形态是否正常。

1. 读图思路讲解

（1）确定基本心律：观察 P 波方向：Ⅱ导联 P 波直立，aVR 导联 P 波倒置，存在窦性 P 波。

（2）基本测量：心室率 55 bpm，属于心动过缓。其余参数值见报告。

（3）分析 P 波：心电图测量得到的 P 波时限、电压均在正常范围，各导联 P 波形态正常，同一导联中 P 波形态一致。

（4）分析 QRS 波：QRS 波电压在正常范围，各导联 QRS 波形态正常，同一导联中 QRS 波形态一致。

（5）分析心律失常：窦性 P 波规则出现，P‑P 规则，频率 85 bpm，说明窦房结起搏功能正常，并且有效控制心房；但仔细观察发现 P 波与 QRS 波之间无固定规律：P 波有的在 QRS 前，有的在 QRS 后，有的和 QRS 波重叠，P 波数量大于 QRS 波数量，说明窦性激动并未下传至心室而引起有效的心室激动。心室由阻滞部位以下的某一异位起搏点控制，形成完全性房室分离。此图中 QRS 规则出现，R‑R 相等，频率 55 bpm，QRS 呈室上性，说明控制心室的起搏点在房室交接区。

（6）观察 ST‑T：部分以 R 波为主的导联如Ⅱ、aVF、V$_4$～V$_6$ 均见 T 波倒置。

2. 心电图报告

见图 3‑26。

姓名	吴某	性别	女	年龄	38 岁	门诊号/住院号 xxxx

临床诊断　乏力待查　　　检查日期：2012 年 2 月 13 日　11:00

心律　窦性	**心房率**　85 bpm	**P** 0.10 s	**Rv$_5$** 1.00 mV	**P‑R** / s
电轴　+26°	**心室率**　55 bpm	**QRS** 0.07 s	**Sv$_1$** 0.44 mV	**QT** 0.46 s

心电图描述

窦性 P 波规则出现，频率为 85 bpm，P 波与 QRS 波群无固定关系。心房率＞心室率。心室率规则，QRS 波呈室上性

Ⅱ、aVF、V$_4$～V$_6$ 均见 T 波倒置

心电图结论

窦性心律（心房率 85 bpm）

三度房室传导阻滞、房室交界性逸搏心律

T 波倒置

医师签名：

图 3‑26　案例 13 心电图报告

3. 临床分析

一般而言，一度房室传导阻滞和二度Ⅰ型房室传导阻滞程度较轻，较少引起临床症状，预后较好。而二度Ⅱ型房室传导阻滞及三度房室传导阻滞则程度较重，临床常有明显症状如头晕、心悸，甚至出现阿‑斯综合征发作。急性感染、电解质紊乱、药物毒性反应等可引发房室传导阻滞，当去除相应病因后可逐渐恢复正常。而冠心病、扩张型心肌病、原发性传导系统退行性变以及其他慢性器质性心脏病所致的房室传导阻滞，常是不可逆的或永久性的，患者往往症状明显，甚至有猝死的危险，常需要安装人工心脏起搏器。

该患者年轻女性，冠心病、原发性传导系统退行性变可能性较小。而病史中提示近期有上呼吸道感染发热病史，出现头晕乏力等临床表现。心电图出现三度房室传导阻滞并有 T 波改变，当进行相关检查首先排除心肌炎。

案例 14　张某,男,59 岁,"头晕心悸 1 周"(图 3-27)。

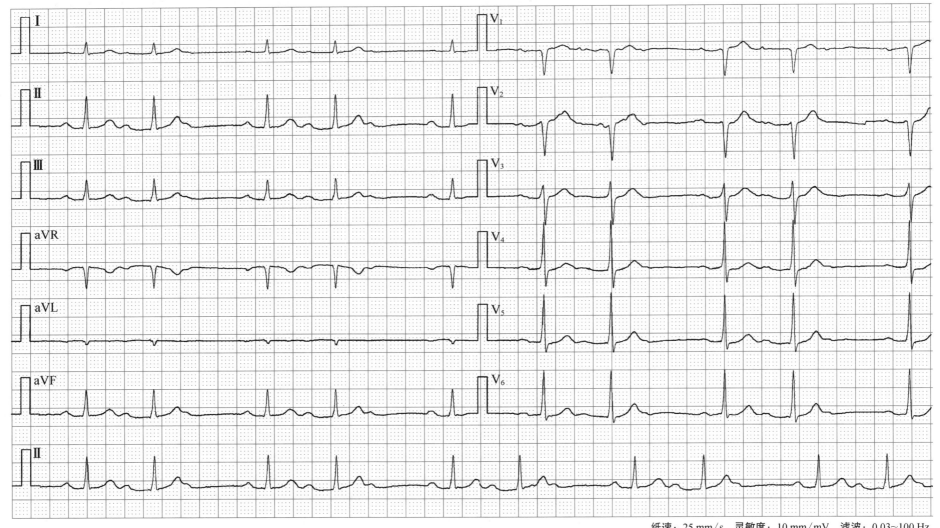

图 3-27　案例 14 心电图

纸速: 25 mm/s　灵敏度: 10 mm/mV　滤波: 0.03~100 Hz

【读图引导】　① 判断该图是否存在窦性 P 波。② 进行心电图基本测量。③ 分析 P 波时限、电压是否在正常范围;各导联 P 波形态是否正常;同一导联中 P 波形态是否一致。④ 分析 QRS 波时限、电压是否在正常范围;各导联 QRS 波形态是否正常;同一导联中 QRS 波形态是否一致。⑤ 观察 P 波的规律、QRS 波群的规律;观察 P 波及 QRS 波群之间的关系,每一个 P 波后是否都紧随 QRS 波群。⑥ 观察各导联 ST 段有无移位;T 波电压、形态是否正常。

1. 读图思路讲解

（1）确定基本心律：观察 P 波方向，II 导联 P 波直立，aVR 导联 P 波倒置，存在窦性 P 波。

（2）基本测量：参数值见报告。

（3）分析 P 波：心电图测量得到的 P 波时限、电压均在正常范围，各导联 P 波形态正常，同一导联中 P 波形态一致。

（4）分析 QRS 波：心电图测量得到的 QRS 波时限为 0.08 s，呈室上性，QRS 波电压在正常范围，各导联 QRS 波形态正常，同一导联中 QRS 波形态一致。

（5）分析心律失常：P 波规律出现，以 3 个 P 波为一文氏周期。每个周期中 P-R 间期逐渐延长，直至出现 QRS 波漏搏。漏搏所致的长 R-R 间歇，短于最短的 R-R 间距之和。

（6）观察 ST-T：ST-T 无异常。

2. 心电图报告

见图 3-30。

姓名 __张某__	性别 __男__	年龄 __59 岁__	门诊号/住院号 __xxxx__

临床诊断 __术前检查__　检查日期：__2012__ 年 __3__ 月 __17__ 日 __0:40__

心律 __窦性__	心房率 __93__ bpm	**P** __0.10__ s	**Rv₅** __1.32__ mV	**P-R** __0.22__ s
电轴 __+69°__	心室率 __70__ bpm	**QRS** __0.09__ s	**Sv₁** __0.68__ mV	**QT** __0.39__ s

心电图描述

窦性 P 波规则出现，频率为 93 bpm，以 3 个 P 波为一文氏周期。每个周期中 P-R 间期逐渐延长，直至出现 QRS 波漏搏。漏搏所致的长 R-R 间歇，短于最短的 R-R 间距之和

心电图结论

窦性心律

二度 I 型房室传导阻滞（呈 3∶2 房室传导）

医师签名：

图 3-28　案例 14 心电图报告

3. 临床分析

一度房室传导阻滞和二度 I 型房室传导阻滞偶见于正常人迷走神经张力过高或无明显心脏病的老年人，更多地见于风湿性心脏炎、病毒性心肌炎、冠心病、急性感染（如白喉、病毒感染）、房间隔缺损、缺氧、高血钾及洋地黄、奎尼丁、β 受体阻滞剂等药物作用。

第四章　心电图辨析与讨论

第一节　ST－T 改变

　　ST 段是自 QRS 波群的终点(J 点)至 T 波起点间的连线,相当于动作电位 2 相平台期,代表心室缓慢复极过程。正常 ST 段多为一等电位线,其水平延伸部分时限大多在 0.12 s 内,一般不超过 0.14 s,心率越快,ST 段越短。ST 段有时也可有轻微的偏移。ST 段抬高的标准目前说法不一,一般认为 ST 段抬高在 V_1、V_2 导联不应超过 0.3 mV,V_3 导联不应超过 0.5 mV,其他导联不应超过 0.1 mV。ST 段压低在任何导联不应超过 0.05 mV。ST 段移位的测量一般取 J 点后 0.08 s 处(心率较快、ST 段短时取 J 点后 0.06 s)与基线(一般以 T－P 作为基线,如因心动过速等原因造成 T－P 短或消失时以 P－R 段为参考)相比较。ST 段压低或抬高出现在相邻的 2 个或 2 个以上的导联具有临床意义。

　　T 波代表快速心室复极的电位变化。正常 T 波符合下列特点:① 形态:不对称的宽大而光滑的波,前支较长,后支较短。② 方向:与 QRS 波群的主波方向一致,即 aVR 导联倒置,Ⅰ、Ⅱ、V_4～V_6 导联直立,其余导联的 T 波可直立、双向或倒置。但若 V_1 导联 T 波直立,则 V_2、V_3 导联 T 波就不应倒置。幼儿 V_4 导联 T 波仍可能倒置,但不论年龄在 V_5、V_6 等左胸导联中一概不应有倒置的 T 波。③ 电压:在以 R 波为主的导联中,T 波不应低于同导联 R 波的 1/10。胸导联的 T 波有时可高达 1.2～1.5 mV(V_2～V_4),但 V_1 导联的 T 波一般不应超过 0.4 mV。若胸导联上 T 波均直立,V_5 的 T 波不应低于 V_1 的 T 波。

　　心肌缺血的心电图可仅仅表现为 ST 段改变或者 T 波改变,也可同时出现 ST－T 改变。一般认为:正常情况下心外膜处的动作电位时程较心内膜短,心外膜完成复极早于心内膜,因此心室肌复极过程可看作是从心外膜开始向心内膜方向推进。当心肌缺血时,由于缺血部位能量供应骤减,细胞内 K^+ 丢失转移,使该处心肌复极延迟,复极向量从正常心肌指向损伤心肌。在缺血仅限于心内膜下心肌时,心肌复极仍从心外膜面开始,但由于原来存在的与心外膜复极向量相抗衡的心内膜复极向量缺乏或减小,致使 T 波向量增加,表现为 T 波高耸;当心外膜下心肌缺血(包括透壁性心肌缺血)时,心外膜动作电位时程比正常时明显延长,致使复极程序逆转,由心内膜面向心外膜面进行,出现与正常方向相反的 T 波。随着缺血时间延长,缺血程度进一步加重,就会出现"损伤型"图形改变。ST 段抬高和压低是损伤性 ST 段改变的 2 种表现形式。心肌损伤时,ST 向量从正常心肌指向损伤心肌。心内膜下心肌损伤时,ST 向量背离心外膜面指向心内膜,使位于心外膜面的导联出现 ST 段压低;心外膜下心肌损伤时(包括透壁性心肌缺血)ST 向量指向心外膜导联,引起 ST 段抬高。两者均可在对侧导联见到 ST 段的相反的改变。目前解释 ST 段抬高机制的学说有"损伤电流学说"及"除极受阻学说"等。

　　除了心肌缺血以外,凡是能影响心肌复极的因素均可影响 ST－T,包括:① 生理性因素:如体位、体温、过度通气、焦虑、食物(葡萄糖)、心动过速、神经源性影响、体育锻炼、年龄等。② 药物学因素:如洋地黄,抗心律失常药物和抗精神失常药物。③ 心脏外疾病:如电解质紊乱、脑血管意外、休克、贫血、过敏反应、感染、内分泌失调、急腹症、肺栓塞等。④ 原发性或继发心肌改变。⑤ 心包疾病。⑥ 心电异常(如显性预激综合征、束支阻滞、室性心律失常、室性起搏心律等)。由于心室明显除极异常(表现为 QRS 波的明显增宽)而不是心肌本身病变引起的 ST－T 改变,统称为继发性 ST－T 改变。它是 ST－T 改变的另一重要原因。

　　综上所述,心电图上 ST－T 改变是各种心肌复极异常的共同表现。在根据 ST－T 改变作出"心肌缺血"或"冠状动脉供血不足"的心电图诊断前,必须结合临床资料进行鉴别诊断。

一、ST 段抬高

1. 急性心肌梗死

临床上发生透壁性心肌梗死时,心电图往往表现为心外膜下缺血(T 波深倒置)或心外膜下损伤(ST 段抬高)类型。有学者把引起这种现象的原因归为:① 透壁性心肌缺血时,心外膜缺血范围常大于心内膜。② 由于检测电极靠近心外膜缺血区,因此透壁性心肌缺血在心电图上表现为心外膜缺血改变。

急性心肌梗死时 ST 段抬高,弓背向上型为其特征性改变,但有时 ST 段抬高表现不典型。但连续观察急性心肌梗死的心电图变化,可见其具有定位性、特征性、动态演变的特点,并往往出现坏死性的 Q 波、损伤性的 ST 段抬高和缺血性 T 波倒置并存。诊断心肌梗死除心电图表现外,尚须注意结合临床表现、既往病史、心肌坏死标志物等实验室检查(图 2-10~图 2-13)。

2. 变异性心绞痛

变异性心绞痛(冠状动脉痉挛为主要因素)多引起暂时性 ST 段抬高并常伴有高耸 T 波和对应导联的 ST 段下移。患者临床亦表现为胸痛,故该病当需与急性心肌梗死鉴别,其鉴别点有:① 急性心肌梗死胸痛剧烈,持续时间长,可大于数小时或数日,不易被硝酸甘油所缓解,多伴休克、心律失常、心衰;而变异型心绞痛胸痛多在休息或熟睡时发生,胸痛持续时间较短,一般在 30 min 以内,钙拮抗剂有效。② 急性心肌梗死的心电图有特征性、动态性、定位性改变;而变异型心绞痛往往表现为相关导联的 ST 段弓背向下型抬高,并且不出现异常 Q 波,症状缓解后 ST 段恢复正常或发作前水平。③ 急性心肌梗死有心肌损伤标志物的演变过程,而变异性心绞痛无。

3. 其他引起 ST 段抬高的常见疾病

临床上 ST 段抬高的疾病很多,除了变异型心绞痛,急性心肌梗死(AMI)外,常见的还有:早期复极综合征(图 4-7)、室壁瘤(图 4-8)、急性心包炎、Brugada 综合征等。可从下列几个方面进行鉴别:① 心电图中 ST 段抬高形态(图 4-1);分布导联、对应导联的变化;ST 段抬高持续时间、与症状的关系;ST 段抬高导联上有无异常 Q 波和 T 波改变;是否伴有心律失常;特别注意是否存在动态变化。② 病史(包括现病史、既往史、家族史)及临床表现。③ 结合其他临床理化检查结果:心肌损伤标志物、胸部 X 线、超声心动图、冠脉造影及心室造影、电生理检查。在临床工作中根据现实条件具体选择检查方法(表 4-1)。

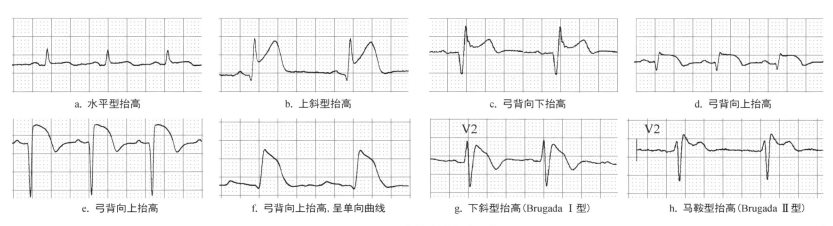

a. 水平型抬高　　　　b. 上斜型抬高　　　　c. 弓背向下抬高　　　　d. 弓背向上抬高

e. 弓背向上抬高　　　f. 弓背向上抬高,呈单向曲线　　　g. 下斜型抬高(Brugada Ⅰ型)　　　h. 马鞍型抬高(Brugada Ⅱ型)

图 4-1　ST 段抬高的各种形态

表 4-1　ST 段抬高常见疾病鉴别表

	病因	心电图特点	临床特点	实验室及其他检查
急性心肌梗死	在冠脉病变(冠状动脉粥样硬化和/或痉挛)的基础上,发生冠状动脉血供急剧减少或中断,使相应心肌严重而持续的急性缺血导致心肌坏死	急性期 ST 段抬高呈特征性(弓背向上最具特征性)、定位性、动态演变。坏死性的 Q 波、损伤性的 ST 段抬高和缺血性 T 波倒置可并存。另外 QT 间期正常或延长,常伴有心律失常	① 多有剧烈、长时间胸痛,休息或含硝酸甘油多无缓解,部分患者疼痛部位不典型或无疼痛(糖尿病患者和老年人)。② 疼痛发生后 24～48 h 可出现发热(38℃以下)。③ 常伴有心律失常、低血压、休克、心力衰竭等症	心肌酶谱和肌钙蛋白升高;冠脉造影可明确病变部位和程度
变异性心绞痛	是冠心病的一种类型,为冠脉突然痉挛引起短暂、突然、显著的心外膜冠状动脉直径缩小,从而导致的心肌缺血	发作时有关导联的 ST 段弓背向下型抬高。与之相对应导联则 ST 段可压低、T 波高耸,或原有倒置的 T 波变为直立,出现伪善性改变,但无异常 Q 波,症状缓解后 ST 段恢复正常或发作前水平	胸痛多在休息或熟睡时发生,起病前可无使心肌耗氧量增加的诱因。胸痛持续一般在30 min 以内,钙拮抗剂有效	
室壁瘤	系心肌梗死的并发症,为梗死区坏死的心室壁呈瘤样向外膨出(收缩期更明显)。主要见于左心室。发生 ST 段改变可能的原因为:① 室壁瘤局部运动异常。② 损伤电流。③ 窗效应。④ 外科手术本身的影响	急性心肌梗死 2 周后心电图上 ST 段未恢复者高度怀疑。特点为:① ST 段弓背向上抬高≥0.2 mV。② ST 段抬高同导联有 Q 波。③ ST 段抬高至少 4 个导联。④ ST段持续升高,无动态演变	有心肌梗死病史,但目前无胸痛	心肌酶谱及肌钙蛋白不升高。超声心动图及心室造影明确室壁瘤和心肌梗死的诊断
心包炎	由细菌、病毒、自身免疫、物理、化学等因素引起的心包脏层和壁层的急性炎症,ST 段抬高是由于炎症波及心外膜导致心外膜心肌受损所引起的	除 aVR 外其余导联均可有 ST 段弓背向下抬高,T 波倒置,QRS 波低电压,电交替,无异常 Q 波,无动态演变,常伴窦性心动过速	① 胸痛与发热同时出现,呼吸和咳嗽时胸痛加重,坐位并前倾位时减轻。心包积液出现后,胸痛消失,可能合并呼吸困难,严重者有心包填塞。② 检体:早期可有心包摩擦音,心包积液出现后,摩擦音消失,心脏浊音界向两侧扩大并与体位有关,即坐位时叩诊心界心尖部增宽,卧位时心底部增宽	超声心动图可见液性暗区。不累及心肌者心肌酶正常
提早复极综合征	心肌除极结束以前已有一部分心肌已经复极。是一种正常变异,与迷走神经张力高有关	① ST 段自 J 点处凹面向上抬高,以 V₃～V₅导联为著,但 aVR 导联不抬高。② ST 段抬高可长期不变,无动态演变,T 波高耸或倒置。③ R 波降支可有明显切迹,若 J 波明显类似于右束支阻滞,但 V₅、V₆无 S 波振幅明显降低或消失。④ 运动、过度换气后 ST 段回落	多见于青年男性,大部分无症状,少数有胸痛、心悸、头晕等	
Brugada	是一种遗传性心脏离子通道疾病,遗传特征符合常染色体显性遗传	心电图上特征性右胸导联(V₁～V₃)J 点抬高大于 2 mm,ST 段呈下斜型或马鞍型抬高,对应导联无 ST 段压低,伴或不伴有束支阻滞,无动态演变过程,QT 间期正常。另外晕厥发作时心电图记录为持续性多源性室性心动过速而不出现尖端扭转性室性心动过速	好发于 30～40 岁男性,常有晕厥和猝死家族史,猝死多发生在睡眠中,是东南亚青年男性死亡的主要原因	超声心动图示心脏结构正常。电生理检查可诱发室性心动过速或心室颤动。心肌酶谱及肌钙蛋白正常。冠脉造影正常

二、ST 段压低

压低的 ST 段与 R 波顶点的垂线形成的夹角等于 90°者,称为水平型压低;夹角大于 90°者,称为下斜型压低;夹角小于 90°者,称为上斜型压低。ST 水平型压低及下斜型压低对诊断心肌缺血有较大的临床意义(图 4 - 2)。

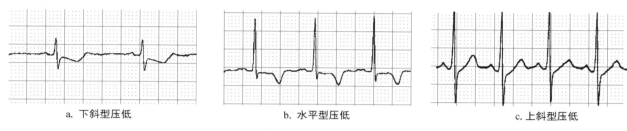

| a. 下斜型压低 | b. 水平型压低 | c.上斜型压低 |

图 4 - 2 ST 段压低的各种形态

1. 典型心绞痛

冠心病心绞痛患者在未发作心绞痛时,心电图可以正常,也可呈持续 ST - T 改变(水平型或下斜型下移≥0.05 mV)和/或 T 波改变(低平、双向、倒置)。典型心绞痛发作时,由于心内膜下心肌缺血损伤,ST 向量背向心外膜面指向心内膜,使得面向缺血部位导联的 ST 段由发作前的正常变为压低或者在原有压低的基础上进一步压低。心绞痛缓解后,ST 段恢复至发作前水平(图 4 - 3)。

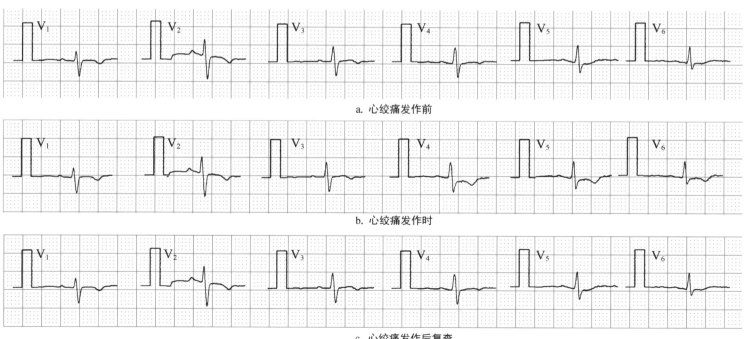

a. 心绞痛发作前

b. 心绞痛发作时

c. 心绞痛发作后复查

图 4 - 3 典型心绞痛发作

2. 非ST段抬高性心肌梗死

当心内膜下心肌发生急性、严重、持续的缺血,造成足够量的心肌损害,以致在血液中能够检测到心肌损伤标志物(肌酸激酶、肌酸激酶同工酶2、肌钙蛋白等)时称之为非ST段抬高性心肌梗死。非ST段抬高性心肌梗死的ST段压低程度较大,累及导联较多,并且动态演变持续时间较长,往往超过24 h。患者临床上常表现为胸痛(也有部分患者胸痛不典型,甚至无胸痛)持续至少半小时以上及心肌损伤标志物升高。

非ST段抬高性心肌梗死在临床上发病初期往往难以与心绞痛发作的心电图鉴别。两者都会在心电图上出现ST段的压低,并均有T波低平、双向或倒置等改变。但如果进行动态观察,并全面综合分析可发现心绞痛的心电图改变为一过性,而非ST段抬高的心肌梗死的心电图则有持续演变,部分患者心电图甚至可出现坏死性Q波。结合临床症状和酶学动态演变通常可做出诊断(图4-9)。

3. 其他引起ST压低的常见疾病

(1) 急性肺栓塞:由于右心负荷过重,下壁和前壁导联ST段同时降低,可出现$S_I Q_{III} T_{III}$,常同时合并深静脉血栓(DVT)、缺氧及呼吸困难、心动过速等临床症状(图4-8)。

(2) 心肌肥厚:包括左心室肥厚和右心室肥厚,表现为ST段下降,同时有心室肥厚的其他标准,如电轴右偏或左偏,左心室或右心室电压增高。

(3) 药物及电解质:治疗剂量的洋地黄可加速心内膜心肌的复极,使心室复极程序由心内膜向心外膜,与正常复极相反。洋地黄作用的心电图表现为:以R波为主的导联ST段下斜型压低,T波低平、双向或倒置,双向T波先负后正,斜形下垂的ST段与T波倒置部分融合,前支与后支几乎呈直角可呈鱼钩样改变,QT缩短。但并不等于洋地黄中毒(图4-4)。低钾血症可有T波低平或倒置、明显的U波,同时可合并渐进性ST段压低。

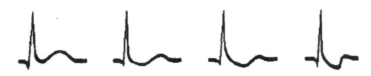

图4-4　洋地黄引起ST-T改变,逐渐形成鱼钩样特征示意图

(4) 自主神经功能紊乱、内分泌失调:尤其见于中年女性,下壁导联ST段降低,心得安试验阳性,与内分泌失调有关。

三、T波升高

T波轻度升高无特别的临床意义,而显著增高则见于急性心肌梗死早期与高钾血症。

1. 心内膜下心肌缺血

冠状动脉的突然阻塞首先引起该处心肌缺血,影响该处心肌的复极过程。在缺血仅限于心内膜下心肌时,心肌复极仍从心外膜面开始,但由于复极延迟,使原来存在的与心外膜复极向量相抗衡的心内膜复极向量减小或消失,致使电位差较正常时增大,从而形成较正常增高的两支对称的直立T波(巨大高耸T波、对称并呈箭头样改变),常在冠状动脉阻塞的早期(发病后数分钟至数小时)出现。此类改变常伴有心内膜下损伤的ST段下降,QTc缩短。此时T波振幅增加,10%的冠心病患者可超过0.5 mV或平静时幅度的3倍(图2-9)。

2. 高钾血症

高钾血症最初表现为T波高尖、基底狭窄,双支对称而呈"帐篷样"T波,以胸导联明显(图4-5)。

四、T波低平和/或倒置

在以R波为主的导联T波与主波方向相反称为T波倒置,T波振幅<1/10R波振幅为T波低平。

1. 心外膜下心肌缺血(包括透壁性心肌缺血)——冠状T波

当心外膜下心肌缺血(包括透壁性心肌缺血),复极由心内膜面向心外膜面进行。此时在心外膜面记录到两支对称的尖深的倒置T波(倒置T波的升支与降支对称,

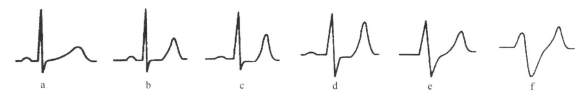

图 4-5　高钾血症心电图改变

a. 正常；b. T 波高尖；c. P 波低平，P 波、QRS 波群增宽，ST 段压低；d. P、QRS 进一步增宽，P-R 延长；e. P 波消失，窦室传导；f. QRS-T 融合

波谷较尖，顶端居中），一般称之为"冠状 T 波"。

　　冠状 T 波可见于冠心病患者，反映心外膜下心肌缺血或有透壁性心肌缺血，亦可见于急性心肌梗死患者的心电图演变（图 4-11）。急性心肌梗死的冠状 T 波一般比心肌缺血的 T 波倒置更深。然而，这种 T 波形态并非冠状动脉供血不足所特有，其他心脏疾病如心肌病或心肌炎等，也可出现类似的 T 波改变，此时对病因诊断应注意鉴别（图 4-12）。

　　T 波倒置可以单独出现，或者与 ST 段及 U 波异常同时出现。T 波单独出现时，下列情况时常提示冠状动脉供血不足：① 倒置 T 波具备冠状 T 形态特点，并且 ST 段停留在等电位线上较长时间（>0.12 s）。② QT 间期延长。③ 运动后 T 波倒置的程度大于立位及安静时过度通气 30 s 的心电图记录。④ 运动后 T 波倒置伴有相对缓慢的心率。⑤ 在 I 导联发生 T 波倒置（说明 QRS-T 夹角增大），当倒置的 T 波伴有 ST 段下降时，这种倒置 T 波常常出现较晚，即 T 波倒置发生于 ST 段下降之后，即运动后 ST 段下降已经消失或正在消失之时，T 波倒置才出现。

2. 药物及电解质影响

　　血钾过低使细胞膜对钾离子的通透性降低，主要影响心室复极，可造成 T 波低平或倒置、U 波增高（以 V_2、V_3 最显著，可达 0.1 mV 以上，甚至超过同导联 T 波）、ST 段压低、QT 间期的改变。有时 T、U 波可部分融接而呈"驼峰状"，T 波与 U 波融合难分时，可致 QT 间期不易测定或误为 QT 间期延长。另外低血钾还可使心肌自律性、兴奋性增高，传导延迟，从而引起窦性心动过速、期前收缩、异位性心动过速、传导阻滞等各种表现。某些药物如洋地黄等也可造成 T 波改变。

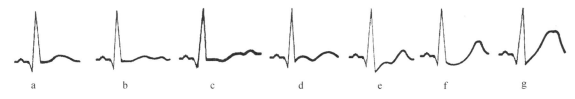

图 4-6　低钾血症的心电图演变

a. 正常；b. T 波降低；c. U 波增高；d. T 波倒置；e. ST 段压低；f. T、U 融合；g. T、U 融合

3. 其他引起 T 波改变的因素

　　许多生理因素，亦可以引起 T 波改变。如：① 情绪紧张、焦虑、通气过度、饱餐后、立卧位体位改变等，均可引起交感神经兴奋，从而引起 T 波改变。② 矮胖体形或腹部明显隆起，包括大量腹水和妊娠晚期，在平卧位时因腹压使横膈上移，压迫心脏下壁，可引起下壁导联 T 波改变，坐位时消失。③ 有些患者 V_4 导联 T 波倒置，左侧卧位时恢复直立，称之为孤立负 T 综合征，也叫心尖现象，可能是由于心尖与胸壁接触，干扰了心肌复极程序所致。常见于年轻无力体质。④ 持续性幼年型 T 波：表现为在原来儿童期的 V_1～V_4 导联的 T 波倒置一直持续到成年，甚至可大于 0.5 mV。倒置 T 波可能是由于无肺组织覆盖心切迹区所引起，深吸气可消失。⑤ 额面 QRS-T 夹角增大（两点半综合征：QRS 电轴指向 +90° 而 T 电轴约指向 -30°，T-QRS 轴好像钟表的两点半）：平静心电图为较高的 R 波伴有较低的 T 波；运动时 T 波更低或倒置，尤其心动过速时；口服钾盐可以预防发生；多见于瘦长无力型体型。心得安试验可以帮助鉴别。

五、读图案例讨论

案例 15 陈某,男,32 岁,健康体检(图 4-7)。

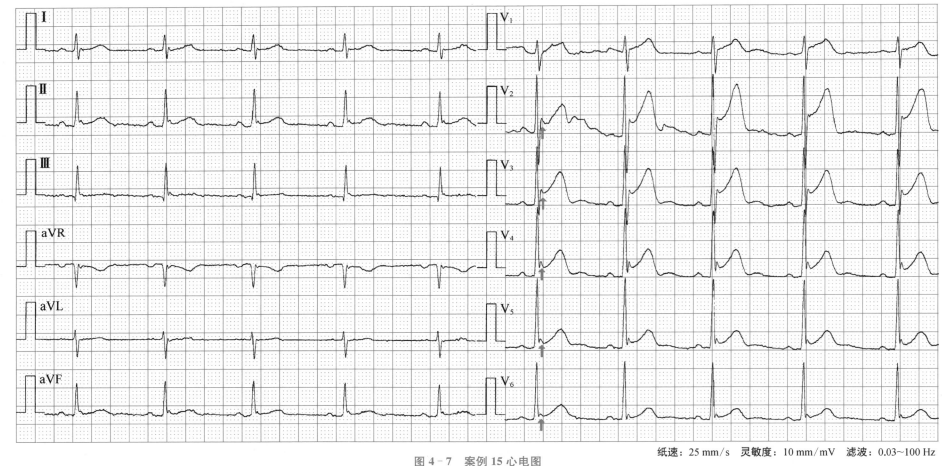

纸速:25 mm/s　灵敏度:10 mm/mV　滤波:0.03~100 Hz

图 4-7　案例 15 心电图

【心电图诊断】　Ⅱ、Ⅲ、aVF、V₂~V₆导联 ST 段抬高,以 J 点抬高为主,提示心室早期复极。

【读图讨论】　早期复极综合征是一种以 ST-T 改变为主要表现的心电综合征,患者没有器质性心脏病依据但存在心电图异常,表现为 ST 段自 J 点处抬高,运动可使 ST 段回降到基线,目前认为是部分心室肌提前复极,由于复极不均匀而形成的一种心电图综合征,属于良性的先天性心脏传导电生理异常。其心电图改变易与急性心肌梗死混淆。两者均有 ST 段的抬高,但急性心肌梗死可有胸痛等临床表现,其典型的心电图改变为紧接 R 波出现 ST 段弓背向上的抬高,无 J 波,ST 段抬高明显(可≥10 mm),常可出现冠状 T 波,其图形的改变发生的导联有定位意义,并有对应导联的镜像变化,可伴有 QRS 波的时限或振幅改变,许多病例会出现病理性 Q 波。ST 段的改变及心肌酶谱呈动态演变过程;而早期复极综合征患者无剧烈胸痛,ST 段自 J 点处凹面向上抬高,可见 J 波(如箭头所示),以 V₃~V₅导联为著,ST 段抬高可长期不变,无对应导联改变,无动态演变,无异常 Q 波,无心肌酶谱的改变。

案例 16　王某,男,66 岁,"活动后气促 2 年"。5 年前有前壁心肌梗死史(图 4-8)。

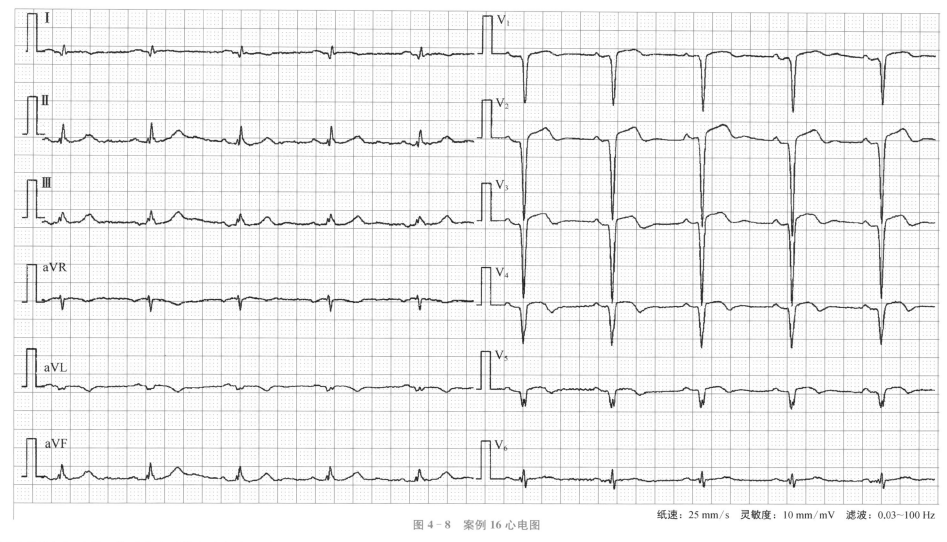

纸速：25 mm/s　灵敏度：10 mm/mV　滤波：0.03~100 Hz

图 4-8　案例 16 心电图

【心电图诊断】　窦性心律,急性广泛前壁、高侧壁心肌梗死。

【读图讨论】　此图中 V1~V5 导联见 ST 段弓背向上的抬高,T 波倒置,且胸导联 V1~V5 呈 QS 型,I、aVL 见病理性 Q 波。此患者的心电图表现完全符合急性心肌梗死近期的心电图诊断标准。但是该患者无胸痛,予以动态随访心电图无变化,心肌坏死标志物正常。既往有前壁心肌梗死病史,予查超声心动图提示前壁室壁瘤形成。故此患者的临床诊断为陈旧性广泛前壁、高侧壁心肌梗死,室壁瘤形成。由此可知,心肌梗死的诊断需密切结合临床、心电图演变及实验室检查等方可作出。ST 段弓背向上抬高为急性心肌梗死的典型改变,但室壁瘤的 ST 段形态改变与之相似,需注意鉴别。

案例 17　王某,男,74 岁,"胸痛 2 h"(图 4-9)。

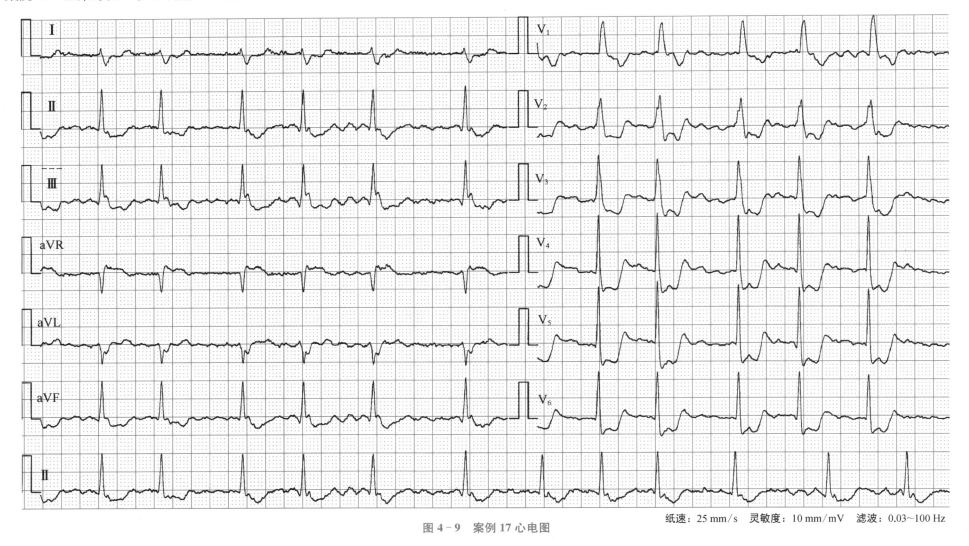

纸速：25 mm/s　灵敏度：10 mm/mV　滤波：0.03~100 Hz

图 4-9　案例 17 心电图

【心电图诊断】　心房颤动,完全性右束支阻滞,ST 段改变。

【读图讨论】　图为中 P 波消失,代之以大小不等的 f 波,R-R 绝对不等,考虑为心房颤动。见 QRS 波增宽,V₁、V₂导联呈宽大有切迹的 R 波,I、aVL、V₅、V₆导联 S 波宽而粗钝,考虑为右束支阻滞。但右束支阻滞的继发性 ST-T 改变应当出现在右胸导联(V₁、V₂)上,表现为 ST 段下移、T 波倒置,而左胸导联(I、V₅、V₆导联)T 波仍应直立,ST 段不应当呈缺血性改变。此图中 Ⅱ、Ⅲ、aVF 导联及 V₃~V₆导联出现 ST 段水平型压低,最深达 0.50 mV,结合胸痛临床表现考虑合并心肌缺血。由于胸痛持续时间长,ST 段压低幅度较大,需随访心肌酶谱及肌钙蛋白排除有无非 ST 段抬高性心肌梗死。

案例 18　黄某,男,58 岁,"胸痛伴呼吸困难 2 h"(图 4 - 10)。

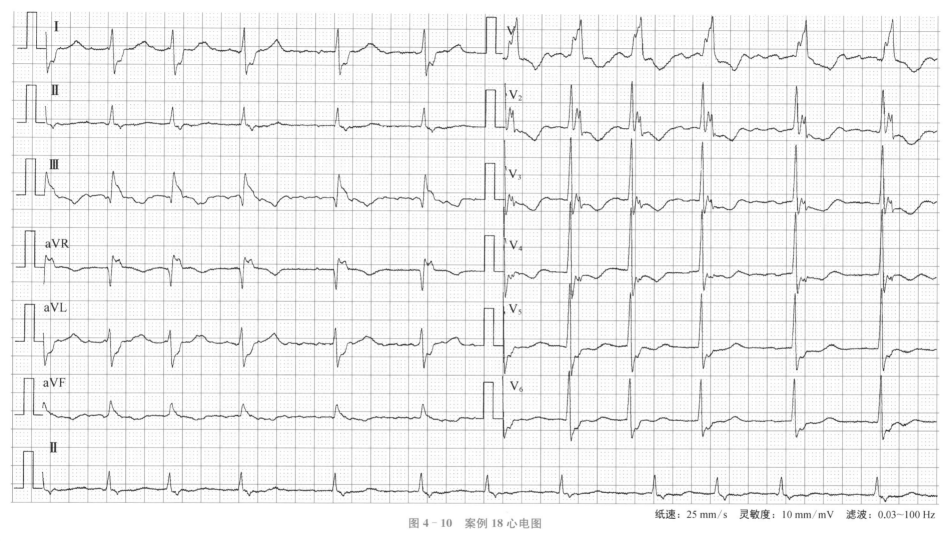

图 4 - 10　案例 18 心电图

纸速：25 mm/s　灵敏度：10 mm/mV　滤波：0.03~100 Hz

【心电图诊断】　心房颤动,完全性右束支阻滞,ST 段改变。

【读图讨论】　肺栓塞是以各种栓子阻塞肺动脉系统为发病原因的一组疾病或临床综合征的总称,其临床常见症状有：不明原因的呼吸困难、胸痛、咯血、晕厥等。该病心电图上最常见的改变为窦性心动过速；当有肺动脉及右心室压力升高时,可出现 $V_1 \sim V_4$ 的 T 波倒置和 ST 段异常、$S_I Q_{III} T_{III}$ 征(即 I 导联 S 波加深,III 导联出现 Q/q 波及 T 波倒置)、完全或不完全性右束支阻滞、肺型 P 波、电轴右偏及顺钟向转位等。需对心电图改变作动态观察,由于其临床症状同急性冠状动脉综合征相似,需注意鉴别。该例患者有胸痛伴呼吸困难,发病后迅速出现完全性右束支阻滞及 $S_I Q_{III} T_{III}$,经多排 CT 肺血管造影等检查,证实肺栓塞。

案例 19　陈某,男 61 岁,"胸痛 2 日"(图 4 - 11)。

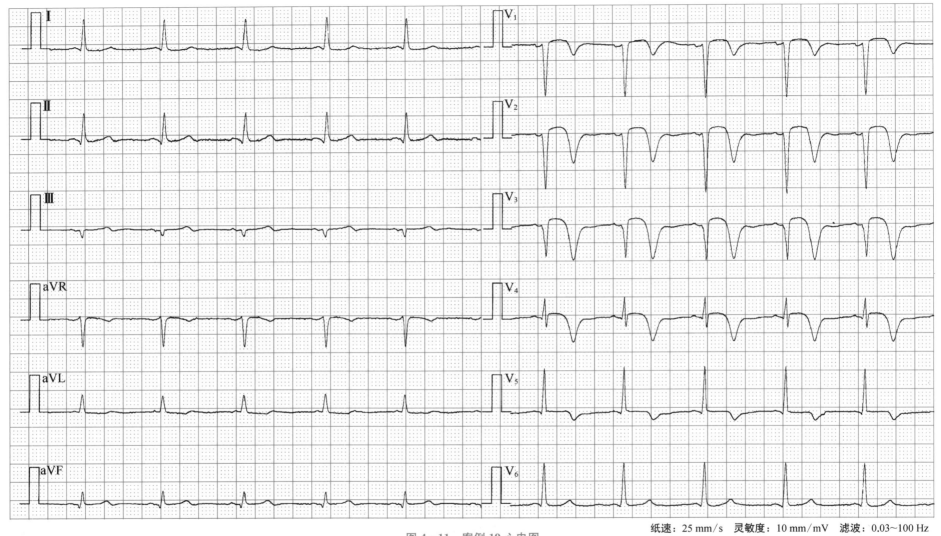

纸速:25 mm/s　　灵敏度:10 mm/mV　　滤波:0.03~100 Hz

图 4 - 11　案例 19 心电图

【心电图诊断】　窦性心律,急性前间壁、前壁心肌梗死。

【读图讨论】　此图中 V₁~V₅ 导联见 ST 段弓背向上的抬高,T 波倒置,波谷较尖,顶端居中。结合患者胸痛的临床表现考虑为急性心肌梗死近期的心电图改变。该患者经冠状动脉造影检查确诊为冠状动脉前降支病变,并在后续的病程观察中发现心电图、心肌酶存在动态改变。

案例20　胡某,男,62岁,"体检发现T波倒置"(图4-12)。

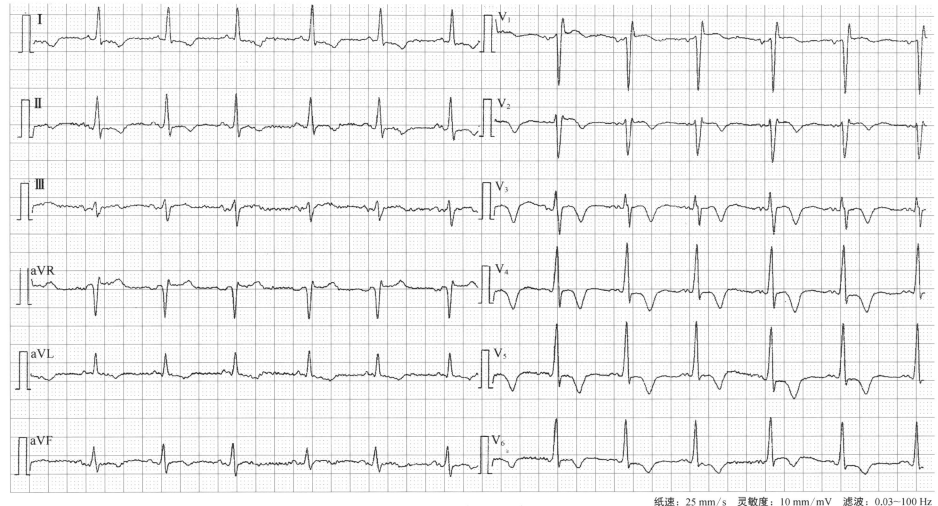

图4-12　案例20心电图

纸速:25 mm/s　灵敏度:10 mm/mV　滤波:0.03~100 Hz

【心电图诊断】　窦性心律,T波倒置(请结合临床)。

【读图讨论】　此患者无特殊不适,体检发现T波倒置,此T波酷似冠状T波,但是连续随访心电图无动态改变,随访心肌酶在正常范围。查冠脉造影提示正常冠脉。经超声心动图检查确诊为心尖肥厚性心肌病(AHCM)。此病为肥厚性心肌病的一种特殊类型,以左心室乳头肌以下心尖部心肌肥厚为特征,对称性巨大倒置T波是其心电图的特征性改变,主要出现在 V_3~V_6 导联,有时可深达4.0 mv以上,酷似冠状T,典型时 TV_4>TV_5>TV_6,部分病例在Ⅰ、Ⅱ、aVL、V_2、V_6 导联上也可出现T波倒置,但深度较浅。此类患者通常情况下,R波较高,无Q波。依据临床症状、病史、连续随访心电图、心肌酶可与冠心病鉴别。超声心动图检查是确诊AHCM的依据,但往往心电图异常表现早于超声心动图的异常。

案例 21　唐某,女,55 岁,"失眠半年"(图 4 - 13)。

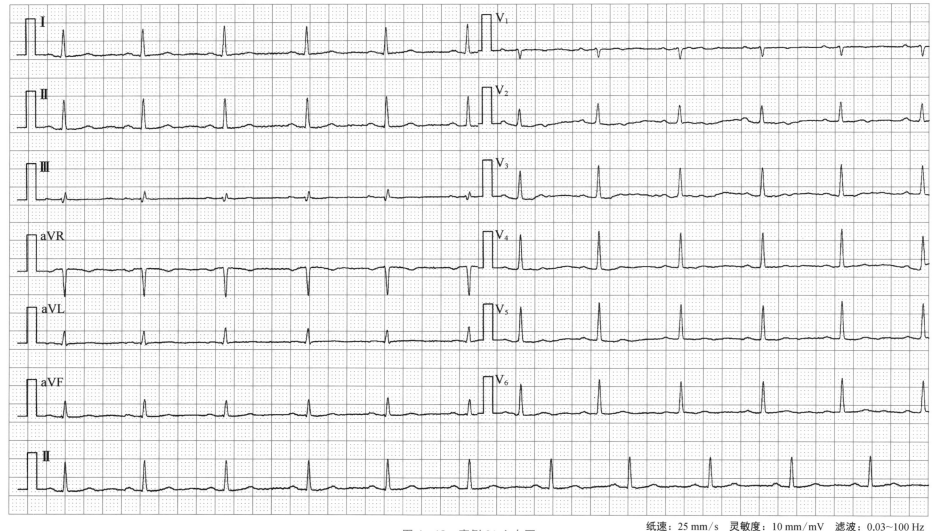

图 4 - 13　案例 21 心电图

纸速:25 mm/s　灵敏度:10 mm/mV　滤波:0.03~100 Hz

【心电图诊断】　窦性心律,T 波改变(V_4~V_6)。

【读图讨论】　V_4~V_6 导联 T 波低于同导联 R 波的 1/10。引起 T 波低平的原因很多,所以 T 波低平多无特异性,难以通过心电图作出确定的诊断,需结合临床。

第二节 Q波的辨析

一、间隔q波

正常心脏的心室除极是从室间隔开始,QRS波群的起始部体现室间隔除极过程。室间隔激动方向从左、后、上向右、前、下或上进行,所以在Ⅰ、aVL、V₅、V₆导联可以先记录到q波,然后再记录到由左、右心室综合除极向量产生的R波。由于室间隔除极时间仅为0.01 s,故其产生的q波时间一般不会超过0.03 s,深度不会超过后继R波的1/4,亦不会有切迹。此种q波称为间隔q波(图4-14)。

值得注意的是,V₅、V₆可以记录到间隔q波,但是当存在完全性左束支阻滞时,该2个导联出现q波是病理性的。因为完全性左束支阻滞时激动沿右束支下传至右室前乳头肌根部,才开始向不同方面扩布,引起初始室间隔除极顺序变为右向左方向除极,V₅、V₆导联面向室间隔除极向量,故不应当出现q波。

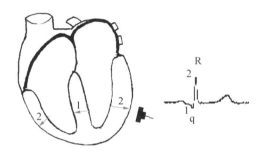

正常心肌除极顺序:室间隔向量1产生q波,
左、右心室综合除极向量2产生R波

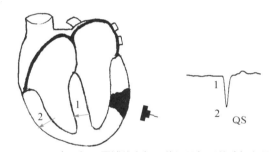

心肌坏死区域外电极只能记录相反的除极向量

图4-14 q波形成

二、异常Q波

aVR导联的QRS波群主波向下,可呈Qr、rS、rSr′或QS型,故不作为异常Q波的评价导联。在心电图上除aVR导联外出现超出间隔性q波范围的Q波,当考虑为异常Q波。出现异常Q波,当注意分析其是否具有病理意义。

(一)生理因素

肥胖、心脏横位时aVF导联可呈QS型,吸屏试验描记q波可减小或消失。顺钟向转位时V₁~V₂可呈QS型(但如果V₁、V₂出现q波或Q波后继r波或R波,则多属病理现象)。

(二)病理因素

1. 坏死性Q波

坏死的心肌细胞丧失电活动,使该部位的心肌不再产生心电向量,而正常健康心肌仍然照常除极,致使产生一个与梗死部位相反的综合向量。由于心肌梗死主要发生于室间隔或左室壁心肌,往往引起起始0.03~0.04 s除极向量背离坏死区,表现为面向坏死区的导联出现坏死性Q波(Q波时间≥0.04 s,振幅≥1/4R)或呈QS型。

113

坏死性 Q 波属于病理性 Q 波(图 4 - 14)。

心肌缺血是造成心肌细胞坏死的常见的原因,所以坏死性 Q 波多见于心肌梗死。有时心肌炎造成心肌急性坏死性时,可能产生类似心肌梗死的"坏死性 Q 波"。有时坏死性 Q 波在形态上不是很典型,需作一定的鉴别,其中 Q 波时间≥0.04 s 更具鉴别意义。

2. 非梗塞性 Q 波

出现 Q 波并非一定发生了心肌梗死,许多情况下部分导联亦可出现 Q 波。此类 Q 波多深而窄(<0.04 s),R 波较高,无 ST - T 改变,T 波直立,Q 波常孤立出现,并常伴心电轴偏移。常见于以下情况。

(1)心室肥厚:① 左心室肥厚有时可在右胸导联(V_1、V_2)出现 QS 型,但左胸导联仍呈 qR 型,R 波高大。② 极度右心室肥厚时,右胸导联(V_1、V_2)可出现 QR 型,RV_1 增高,但 V_4、V_5 导联无异常 Q 波。肺气肿、慢性肺心病患者如果在 V_1、V_2 出现 QS 型,在低一肋间隙或低二肋间隙做心电图可出现 r 波而呈 rS 型。

(2)束支阻滞:① 左束支阻滞在 V_1、V_2 可出现 QS 型,有时Ⅲ、aVF 导联亦可出现 QS 型。② 右束支阻滞在 V_1 导联通常呈 rsR' 型,有时起始 r 波极小,处在等电位线不易辨认,使其后 S 波酷似 q 波被误认为 qR 型。

(3)心肌病:肥厚性心肌病室间隔增厚,可产生深而窄的 Q 波,其 q 波多<0.04 s,呈 qR 型,R 波较高,R/Q>1,T 波直立。

(4)脑血管病变:蛛网膜下腔出血者可见 q 波或 Q 波,常在 V_4~V_5 导联明显,也可波及 V_3、V_6、Ⅰ、Ⅱ、aVL、aVF 导联,多数 1 周左右恢复。同时伴 QT 延长、T 波高耸、低平或倒置、ST 段降低及高 U 波等。

(5)其他:如预激综合征、心肌肿瘤、心脏外伤、电解质紊乱等。

三、读图案例讨论

案例 22　盛某,男,77 岁,"胸痛 2 日"(图 4-15)。

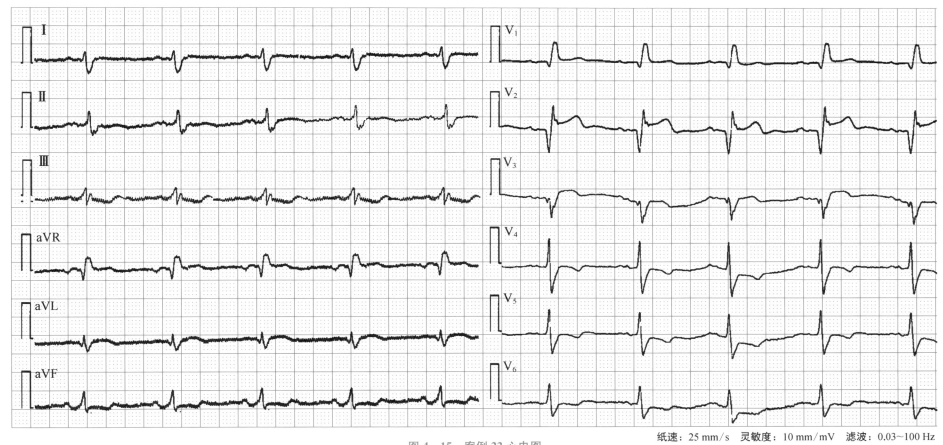

图 4-15　案例 22 心电图

纸速:25 mm/s　灵敏度:10 mm/mV　滤波:0.03~100 Hz

【心电图诊断】　窦性心律、完全性右束支阻滞、急性前间壁心肌梗死。

【读图讨论】　该患者窦性心律。但见 QRS 增宽≥0.12 s,V_1 导联 R 峰时间>0.05 s,I、aVL、V_5、V_6 导联 S 波宽而粗钝,aVR 导联 QR 型,R 波宽而有切迹,符合完全性右束支阻滞的特点。但典型的完全性右束支阻滞图形 V_1、V_2 导联当呈 rSR' 型或呈宽大有切迹的 R 波(M 型),一般无 Q 波。而此患者 V_1、V_2 导联呈 QR 型,V_3 亦可见病理性 Q 波及胚胎 r 波。同时,典型的完全性右束支阻滞图形 ST-T 继发性改变表现为 V_1、V_2 导联的 ST 段下移,T 波倒置,I、V_5、V_6 导联 T 波一般仍直立。而该图中 V_2、V_3 导联有 ST 段的抬高,V_4~V_6 导联有 ST-T 的改变。结合临床患者的胸痛表现,考虑为完全性右束支阻滞合并急性前间壁心肌梗死。值得注意的是,右胸导联(V_1~V_2)出现 q 波或 Q 波,不论 q 波如何微小,只要出现后继 r 或 R 波,多属病理情况,见于前间壁心肌梗死、极度右心室肥大、急性肺梗死、频率性间隔局部阻滞等。完全性右束支阻滞合并心肌梗死时,心室除极初始向量(0.04 s 前)表现出心肌梗死特征(异常 Q 波),而终末向量(0.06 s 后)表现为右束支阻滞特点,并可伴同导联 T 波深倒。

案例23　严某,男,52 岁,有心肌梗死病史,行经皮腔内冠状动脉成形术(PTCA)后半年复查(图4-16)。

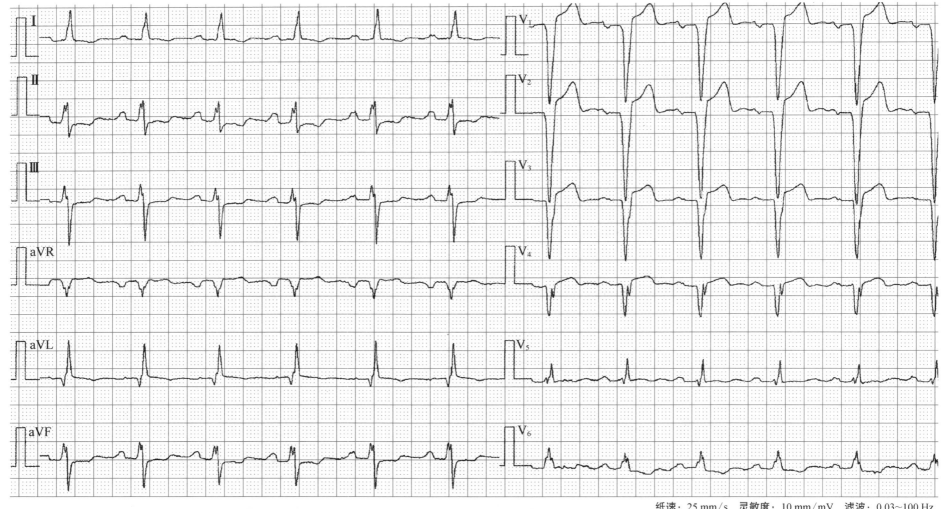

纸速：25 mm/s　灵敏度：10 mm/mV　滤波：0.03~100 Hz

图4-16　案例23 心电图

【心电图诊断】　窦性心律、完全性左束支阻滞、陈旧性前壁心肌梗死。

【读图讨论】　由于完全性左束支阻滞在 V₁、V₂导联可呈 QS 型,并有继发性 ST-T 的改变,故常掩盖急性前间壁心肌梗死,所以结合临床作出心电图诊断尤其关键。左束支阻滞合并心肌梗死的心电图诊断线索有：① 存在等位性 Q 波：V₁~V₆导联 R 波递增不良及反向递增,提示左束支阻滞合并前壁心肌梗死。② 伴症状的动态 ST-T 改变。③ 发生前壁之外导联的 Q 波、T 波、ST 段的改变。该患者有 QRS 波增宽,I、V₆导联呈单向 R 波,后有ST-T 改变,考虑为完全性左束支阻滞。但该患者 V₁~V₄均呈 QS 型,aVL 见 q 波,当考虑为坏死性 Q 波,胸导联 R 波递增不良。但动态随访心电图,未见其 ST-T 呈心肌梗死的动态演变。结合该患者有陈旧性心肌梗死史,临床无胸痛表现、无心肌酶谱的改变考虑为完全性左束支阻滞合并陈旧性前壁心肌梗死。

第三节　梯　形　图

根据心电图波形的特点,用图解的方式来显示心电激动的起源和传导过程,因所绘出的图形似梯形,故称为梯形图。梯形图由 Thomas Lewis 首创,也称为 Lewis 线,有助于复杂心律失常的分析及理解。

一、梯形图缩写字母的含义

S:窦房结;A:心房;V:心室;S-A:窦房交接区;A-V:房室交接区;BB:束支;R:右束支;a:左前分支;p:左后分支;s:左间隔分支
P:窦性 P 波;P′:异位 P 波;P⁻:逆行 P 波;E:异位兴奋灶;St:起搏刺激信号;E-V:异位兴奋灶与心室交接区;E-A:异位兴奋灶与心房交接区;RP:折返径路。

二、梯形图常用符号的含义

梯形图中常用下列符号来表示各种心电活动及现象(图 4-17)。

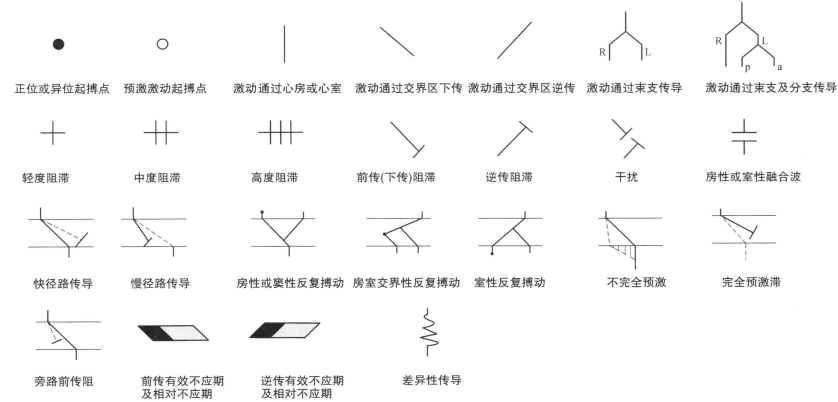

图 4-17　梯形图常用符号

117

三、梯形图绘制方法

(1) 选取需要绘制的心电图条带,在心电图的下方绘制 6 条线组成的五行梯形图,第一行(S 行)代表窦房结激动,第二行(S-A 行)代表窦房交接区的激动信号,第三行(A 行)代表心房激动,第四行(A-V 行)代表房室交接区的激动信号,第五行(V 行)代表心室激动。

(2) 使用时可省略 S 行,在第一线上以"•"代表窦房结激动。如不需表示激动在窦房结激动的传导,可以省略 S 行及 S-A 行,而采用 4 条横线组成的房室激动三行图(图 4-18)。

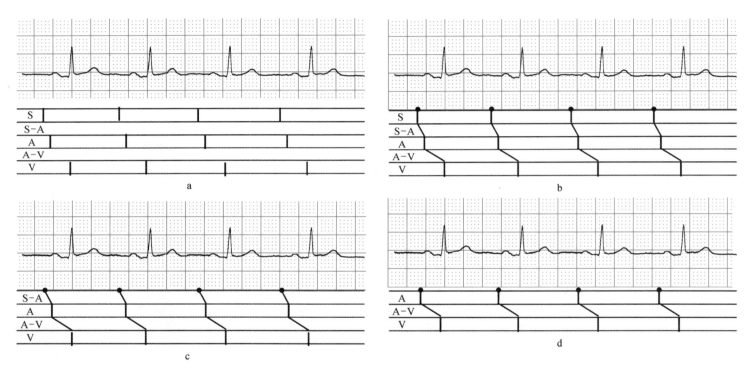

图 4-18 梯形图的绘制

a. 第一步:画出能见到的图形:A 行内垂直线代表心房激动,应对准 P 波的起始处;V 行内垂直线代表心室激动,应对准 QRS 波群的起始处;

b. 第二步:连接未能见到的部位:连接心房与心室的线代表房室传导,若为逆行传导则代表室房传导;

c. 省略 S 行的梯形图;

d. 省略 S 及 S-A 行的梯形图("•"表示激动起源于窦房结,可省略)

第四节　期　前　收　缩

如果在心室的有效不应期后,心肌受到病理性的异位起搏点刺激或给予人工刺激,则心肌在这一额外的刺激下产生期前兴奋,引起期前收缩。临床常见房性、交界性、室性 3 种期前收缩。

各种期前收缩在代偿间歇、QRS 波形态等方面有各自的特点。房性期前收缩的特点为:提早出现的 P'波,P'与窦性 P 波形态不同。房性期前收缩有 3 种房室传导方式:① 正常下传:P'后紧随室上性 QRS 波群,P'-R 间期≥0.12 s。② 未下传:P'后无相关 QRS 波。③ 伴心室内差异性传导:P'后随宽大的 QRS 波;房性期前收缩后常随不完全性代偿间歇。交界性期前收缩的典型特征为:提早出现的室上性 QRS 波群;根据交界性激动逆传入心房和下传心室的先后不同,逆行 P 波(P⁻)可在 QRS 波群之前、之后或被 QRS 波群掩盖而不可见;常有完全性代偿间歇。室性期前收缩的典型特征为:提早出现的宽大畸形的 QRS 波群(时间≥0.12 s);其前无 P 波或无相关 P 波;其后 T 波方向与 QRS 波群主波方向相反;常随完全性代偿间歇。

一、期前收缩的代偿间歇

代偿间歇指期前收缩后出现的一个较正常心动周期为长的间歇,有完全性代偿间歇与不完全性代偿间歇之分。完全性代偿间歇指期前收缩前后 P-P 间期恰好为窦性心动周期 2 倍;而不完全性代偿间歇则短于窦性 P-P 间期的 2 倍。代偿间歇是否完全取决于期前收缩是否能侵入窦房结并使其发生节律重整。

节律重整是指在无保护性传入阻滞情况下,心脏 2 个起搏点先后发放激动,基本心律的起搏点(又称被整起搏点,多为窦性心律)的一次或若干次尚未成熟的激动,被另一异位起搏点(主整起搏点)提早发放的有效激动所侵入,使基本心律的节律和速率被打断,发生提前激动或激动依次延后,甚至出现节律或频率的改变。

正常心脏存在包括窦房结在内的多个起搏点。生理情况下,窦房结自律性最高,心房、交界区与心室等低位起搏点均在窦性心律的控制下而不能显现出来。这种由频率(自律性)较高的起搏点所发出的激动形成单一节律,控制心脏活动的现象称为频率优势控制规律,是心脏电生理活动中的基本现象和规律。频率优势控制规律有着重要的生理意义,它避免了心脏由多个起搏点同时发放激动带来的严重后果,使心脏由单一的起搏点控制活动,从而保护心脏有效的排血功能,维持有效的血液循环。频率优势控制规律是建立在节律重整的基础之上的。频率较高的起搏点之所以能够成为心脏唯一有效的起搏点,是通过对各级频率较低的起搏点所施加的一系列节律重整而实现的。如果某些情况下,低频率起搏点存在着传入性阻滞,使高频率起搏点发放的有效激动不能侵入而不引起节律重整,则高频率起搏点发放的激动不能控制下级起搏点,从而形成双重心律或并行心律。

在窦性节律被重整的心律失常中,以期前收缩引起窦性节律重整的现象最常见。房性期前收缩起搏点距窦房结位置较近,因此房性期前收缩最易引起窦性节律重整,表现为不完全性代偿间歇或期前收缩后窦性节律和速率改变。房性期前收缩一方面下传心室,产生期前收缩的 P'-QRS-T 波群;另一方面激动逆行上传,引起窦性节律重整。而交界性和室性期前收缩因其起搏点距窦房结较远,不易逆传窦房结,绝大多数情况下不干扰窦房结的传导节律,窦性激动始终按固有的频率发出,故多表现为完全性代偿间歇。在室性异位激动激动心室的同时,心房仍由窦房结或其他心室以上的节律点所激动,这一现象称为房室分离。在心电图上发现房室分离现象是诊断室性心律失常(室性期前收缩或室性心动过速)的重要依据。

少数房性期前收缩发生较晚,或窦房结周围组织的不应期长,窦房结的节律未被扰乱,也可产生完全性代偿间歇。低位房性期前收缩起源部位靠近房室交界区,距离窦房结较远,故激动能逆传心房产生倒置的 P 波,但不能逆传窦房结发生节律重整,其代偿间歇亦完全。低位房性期前收缩与交界性期前收缩的鉴别要点在于低位房性期前收缩 P'-R 间期大于 0.12 s 而交界性期前收缩则 P⁻-R 较短。有时期前收缩不一定产生代偿性间歇。只要当下一次窦房结的兴奋下传时,房室交界区及心室已脱离了期前收缩产生的有效不应期,窦性激动即会有效激动心室,代偿间歇就不会出现(如间位性室性期前收缩),这种情况多见于窦性心律较慢时(图 4-19)。

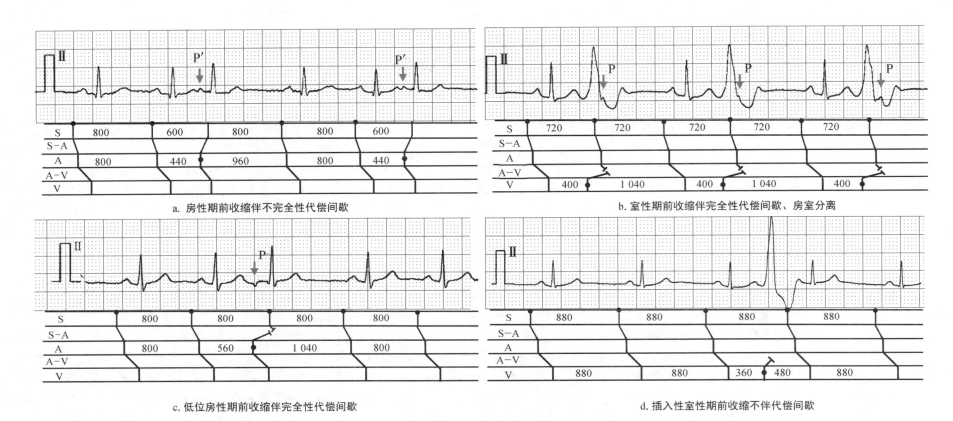

a. 房性期前收缩伴不完全性代偿间歇

b. 室性期前收缩伴完全性代偿间歇、房室分离

c. 低位房性期前收缩伴完全性代偿间歇

d. 插入性室性期前收缩不伴代偿间歇

图 4-19　期前收缩的代偿间歇

二、期前收缩的 QRS 波形态

（一）心室内差异性传导对期前收缩 QRS 波形态的影响

心室内差异性传导（以下简称差传）由 Lewis 在 1910 年首先提出，当时他将此概念定义为"室上性激动未能按正常途径在心室内传播"。目前认为差传是指心室内传导系统生理不应期变异而引起室上性冲动的暂时性室内传导异常。也就是说差传是功能性的，它既不包括窦律时永久性或间歇性束支阻滞，也不含因传导组织解剖异常而引起的异常传导（如预激综合征等）。

差传可分为非相性和相性两类。当窦性或室上性激动提前抵达心室，此时心室内传导组织尚未完全恢复应激与传导功能，因而传导径路发生异常，使心室除极过程有所改变，以致在心电图上出现宽大的 QRS 波群，称为相性室内差异性传导。而非相性室内差异性传导主要表现为房室交界性逸搏或逸搏心律的 QRS 波群增宽，其发生与起搏点位置异常以及其传导径路与正常不同有关，此种情况较少见。

1. 房性期前收缩伴差传

房性期前收缩 QRS 波一般是与基本心律的 QRS 波形态相同的，但如果提早的房性冲动传到房室传导系统时，由于束支的反应性可能不一致，一侧束支已脱离不应期，而另一侧束支仍处于不应期，则引起 QRS 形态异常增宽，称为房性期前收缩伴差传，属于相性室内差异性传导。差异性传导的程度取决于房性期前收缩的提早程度及心室内传导系统的功能状态。出现较早的房性期前收缩常易发生差传。同时,当心室内传导系统功能有明显障碍时,即使房性期前收缩发生较晚,亦可发生心室内差异性传导。一般来说,如房性期前收缩的 P-R 间期较短或联律间期较短,就较易发生差传。但是如果房性期前收缩的联律间期太短,以致落在前一心动周期的不应期内而不能引起心室激动则产生房性期前收缩未下传(图 4-20)。

房性期前收缩伴差传与室性期前收缩甚相似,需注意鉴别:① 前者有相关 P 波,而后者没有。② 前者 V₁ 导联 QRS 波多呈三相 rSr′ 或 rSR′,后者多呈单向或双向 qR、R、RS、QR。③ 前者的起始向量一般与窦性激动相同,而后者与窦性激动不同。④ 前者常伴有不完全性代偿间歇,后者一般代偿间歇完全(图 4-20)。

2. 心房颤动伴差传

从临床看,心房颤动伴差传常为洋地黄类用量不足的表现,而心房颤动合并室性期前收缩则应注意是否有洋地黄的过量。因此,在房颤治疗中确定宽 QRS 波群的性质有重要的临床意义。室性期前收缩与心房颤动伴差传的鉴别有以下几点:① 室性期前收缩多在心率慢时出现,而差传在心率快时出现。因为室率过快,心室内传导组织尚未脱离相对不应期,激动就已到来,容易发生差传。② 室性期前收缩易发生于短心动周期后,差传易发生于长心动周期后。这是因为传导组织的不应期的长短与它前面一个周期长短成正比,周期长度愈长所造成的不应期也较长。也就是说在一个较长的心动周期后出现的心搏将有一个较长的不应期,而其后的一个较早出现的心搏便容易发生差异传导,此为 Ashman 现象。③ 室性期前收缩和前一个 QRS 波有较固定的联律间期,常易发生二联律、三联律等,差传则无。④ 室性期前收缩后有一个相对较长的类代偿间歇,差传后则间歇短。⑤ QRS 波形态:室性期前收缩的波形从起始部开始宽大,起始向量常常与正常波不同,差传起始部似正常下传的 QRS 波而终末向量增宽;差传图形在右胸导联常成右束支阻滞图形,而室性期前收缩则较少成右束支阻滞图形;差传 QRS 波易变,越提前越宽大畸形。而室性期前收缩波形态固定,发生迟早均为同一图形,如为多源性则 QRS 波为固定的二三种图形。⑥ 可以小量用洋地黄(如毛花苷丙 0.2 mg),然后观察,在心室率减慢后差传会减少,室性期前收缩则增多(图 4-20)。

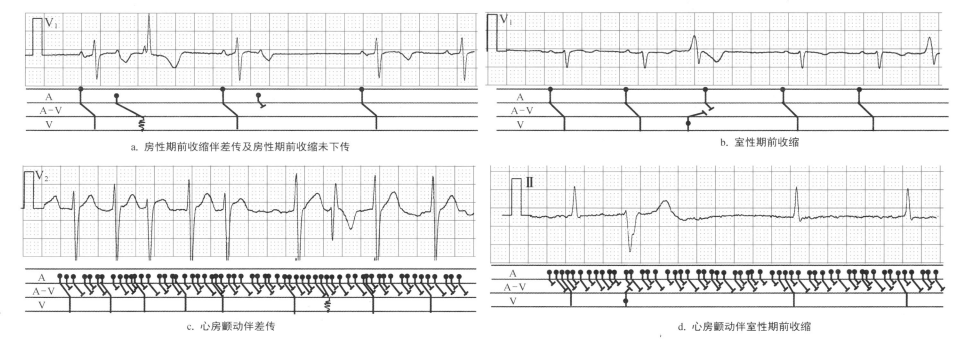

a. 房性期前收缩伴差传及房性期前收缩未下传

b. 室性期前收缩

c. 心房颤动伴差传

d. 心房颤动伴室性期前收缩

图 4-20　差异传导与室性期前收缩相鉴别

（二）不同起源部位室性期前收缩的 QRS 形态

1. 室间隔期前收缩

期前收缩起自室间隔上、中、下部，位置越高 QRS 形态越接近室上性 QRS 波群。高位室性期前收缩指期前收缩起源于室间隔上部、希氏束分叉附近。其形态与窦性的 QRS 波群相似，时间为 0.08～0.11 s。由于发源于室间隔的期前收缩激动通过一小段普通心室肌之后，就可迅速到达左、右束支，引起两侧心室几乎同步除极。整个心室除极程序和时间与窦性激动在室内的传导情况大致相同，故室间隔期前收缩畸形不明显。若基本心律呈现束支传导阻滞或伴预激综合征时，下传的 QRS 波宽大畸形；而发自室间隔的期前收缩可迅速引起左、右束支几乎同步除极，而产生波形"正常化"的室性期前收缩。目前心电图学专著中制定的室性期前收缩诊断标准，不适合于室间隔期前收缩的诊断。诊断主要诊断依据：① 基本心律室内传导正常时，室性期前收缩波形与同导联室上性 QRS 波形基本相同。② 基本心律有室内传导异常时，下传 QRS 宽大畸形，而室性期前收缩波形接近正常。③ 过早发生的 QRS 之前无相关的心房波（图 4-21）。

2. 右束支型或右心室型期前收缩

室性期前收缩起源于右束支近端或右心室壁的心肌中，其 QRS 波群在 V_1 导联主波向下，I、V_5、V_6 导联主波向上，呈左束支图形。

3. 左束支型或左室型期前收缩

室性期前收缩起源于左束支近端或左心室壁的心肌中，其 QRS 波群在 V_1 导联主波向上，I、V_5、V_6 导联主波向下，呈右束支图形。

4. 前壁性或心尖部室性期前收缩

室性期前收缩的 QRS 波群在 V_1～V_6 导联主波均向下。

5. 后壁或基底部室性期前收缩

室性期前收缩的 QRS 波群在 V_1～V_6 导联主波均向上。

6. 下部室性期前收缩

室性期前收缩的 QRS 波群在 II、III、aVF 导联主波均向下。

7. 上部室性期前收缩

室性期前收缩的 QRS 波群在 II、III、aVF 导联主波均向上。

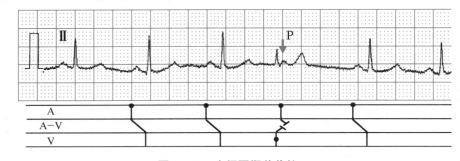

图 4-21　室间隔期前收缩

三、期前收缩的联律间期

联律间期（配对间期）指异位搏动与其前窦性搏动之间的时距，折返途径与激动的传导速度等可影响联律间期的长短。房性期前收缩的联律间期应从异位 P 波（P'）起点测量至其前窦性 P 波的起点，而室性期前收缩的联律间期应从异位搏动的 QRS 起点测至其前窦性 QRS 起点。

根据期前收缩的联律间期和 QRS 波形态可将期前收缩区分为：

1. 单源性期前收缩

期前收缩的形态及联律间期相同。说明期前收缩来自同一异位起搏点或有固定的折返径路。

2. 多源性期前收缩

在同一导联中出现 2 种或 2 种以上形态及联律间期互不相同的期前收缩，说明期前收缩来自不同的异位起搏点或折返径路。如果同一导联中房性期前收缩的 P' 有 2 种或 2 种以上形态，且联律间期不等，称为多源性房性期前收缩；如果同一导联中室性期前收缩的 QRS 波不同且联律间期不等，称为多源性室性期前收缩。如果同一导联中出现 2 种或 2 种以上形态不相同但联律间期相同的室性期前收缩，则称为多形性室性期前收缩（图 4-22）。

3. 并行心律型期前收缩

并行心律指心脏内除了主导心律（通常是窦性心律）外，还存在一个或多个异位起搏点，与主导心律同时存在并竞争控制心房或心室。异位起搏点周围具有保护性传入阻滞，可以阻止其他激动传入。同时异位起搏点可以有规律地发放激动，但不是每次搏动都能传出引起心脏除极，而是间断或连续地使心房或心室除极，此即为传出阻滞。

心室起搏点的频率通常慢于窦性心律,多在 30~40 bpm。室性并行心律多数以室性期前收缩的形式出现。其心电图表现为:① 提前发生的 QRS 波群增宽畸形,其前无 P 波或无相关 P 波,T 波方向与 QRS 波群主波方向相反。② 联律间期不恒定。由于室性并行心律与主导心律无关,因此并行心律型室性期前收缩的联律间期不等,可相差大于 0.08 s。但各异位搏动间的距离总是某一最小公倍数的倍数。③ QRS 波群形态一致。④ 可见室性融合波。当并行心律和基本心律发出的激动同时到达心脏时,各自激动心室的一部分,则产生室性融合波。⑤ 代偿间歇:由于多数室性并行心律不能逆传至心房,所以不影响主导心律,其代偿间歇系完全性的;当窦性心律减慢时,则可以插入性室性期前收缩形式出现;当室性并行心律的周期长于窦性周期而短于其后的代偿间歇,则室性并行心律会连续 2 次控制心室,第 1 次以期前收缩形式出现,第 2 次以逸搏形式出现(图 4 - 22)。

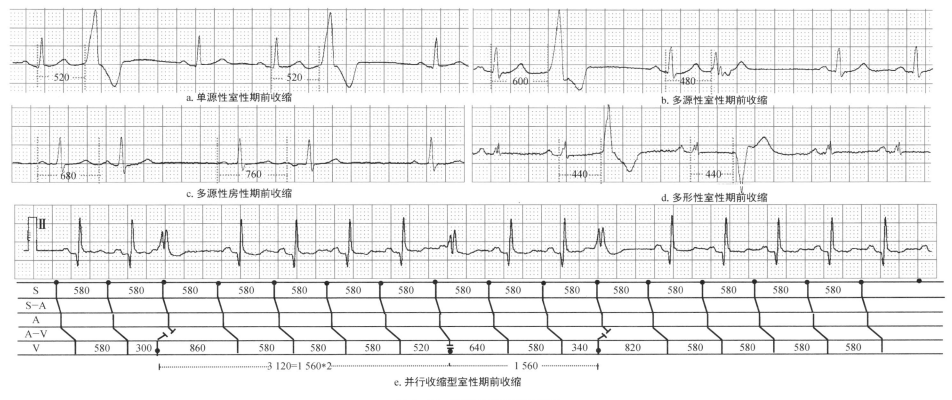

图 4 - 22　期前收缩的联律间期

四、期前收缩的临床意义

正常成人进行 24 h 心电监测,大约 60% 有房性期前收缩发生。各种器质性心脏病患者均可发生房性期前收缩,并可能是快速性房性心律失常的先兆。房性期前收缩通常无需治疗。当有明显症状或因房性期前收缩触发室上性心动过速时,应给予治疗。吸烟、饮酒与咖啡均可诱发房性期前收缩,应劝导患者戒除或减量。

室性期前收缩也可见于健康人,可由精神紧张、疲劳、消化不良、烟酒过多或喝浓茶等诱发,但更多见于器质性心脏病患者。药物及电解质也是室性期前收缩的常见原因。此外,机械刺激如心导管检查、心脏手术等可引起室性期前收缩。偶发期前收缩或发生多年而无其他临床表现者,大多无重要意义。影响室性期前收缩预后的主要因素在于患者有无器质性心脏病基础及其类型。

1. Lown 分级标准

对于监护室中心肌梗死后伴发室性期前收缩的患者可采用美国 Lown 分级标准评估风险(表 4-2)。对于≥Ⅲ级的室性期前收缩,其危险程度高,有较高的猝死预警意义。

2. Schamaroth 室性期前收缩分类法

根据室性期前收缩的形态,斯卡马洛斯(Schamaroth)提出了功能性室性期前收缩与病理性室性期前收缩的心电图鉴别要点(表 4-3),其同样适用于动态心电图。功能性室性期前收缩通常不伴器质性心脏病,也无明显临床症状,对预后无明显影响。而器质性室性期前收缩常伴器质性心脏病,其预后决定于器质性心脏病的类型与程度。

表 4-2 室性期前收缩 Lown 分级标准

0 级:无期前收缩
Ⅰ:偶发,<30 次/h,或<1 bpm
Ⅱ:频发,>30 次/h,或>6 bpm
Ⅲ:多源性
Ⅳ:反复出现的
ⅣA 级:成对
ⅣB 级:成串(3 次或 3 次以上室性期前收缩)
Ⅴ:R on T 型室性期前收缩

表 4-3 Schamaroth 室性期前收缩分类法

心电图表现	功能性	病理性
QRS 波群振幅	≥20 mm	<10 mm
时限	<0.14 s	>0.14 s
切迹	少见	多见
ST 段等电位线	无	存在
T 波	非对称性	呈高尖

表 4-4 Myerburg 室性期前收缩危险度分级法

室性期前收缩的频率		室性期前收缩形态	
0	无	A	单形、单源
1	少见(1 次/h)	B	多形、多源
2	偶发(1~9 次/h)	C	反复的成对(2 次)或成串(3~5 次连发)
3	常见(10~29 次/h)	D	非持续性室性心动过速(>6 次,持续时间<30 s)
4	频发(≥30 次/h)	E	持续性室性心动过速(连发≥30 s)

3. Myerburg 室性期前收缩危险度分级法

Myerburg 分级是根据室性期前收缩的频率和形态提出的危险度分级,适用于慢性心脏病患者的室性期前收缩分级(表 4-4)。

总之,对于下列室性期前收缩需特别重视并加以干预:① 伴有眩晕、黑矇或晕厥。② 合并器质性心脏病。③ 已有心脏结构和功能改变(如心脏扩大、射血分数<40%)。④ 有遗传性心律失常家族史。⑤ 存在多源、成对、成串的室性期前收缩,或在急性心肌梗死或 QT 延长基础上存在的 R on T 室性期前收缩。在对于上述情况的室性期前收缩治疗目的在于预防心源性猝死而非治疗室性期前收缩本身,治疗首要任务是治疗基础心脏疾病、去除期前收缩的诱因及猝死危险性增加的因素。

第五节 心室预激

心室预激是一种房室传导的异常现象,冲动经正常房室传导系统以外的先天性房室附加通道(简称旁路)下传,提早兴奋心室的一部分或全部,引起部分心室肌提前激动。心室预激常合并房室折返性心动过速。

一、心室预激的相关旁路

同一患者可能有多种旁路,已知的旁路有下列几种:① 房室旁道(Kent 束):大多位于左、右两侧房室沟或间隔旁,连接心房肌和心室肌。此种旁道最为常见。② 房结旁道(James 通路):为心房与房室结下部或房室束的通道,可能为后结间束部分纤维所形成。③ 结室、束室连接(Mahaim 纤维):为连接房室结远端或房室束或束支近端与室间隔的通路。

旁路的传导速度快,心房冲动部分经旁路快速下传,提前到达旁路的心室端,激动邻近心肌,从而造成此处心室提前激动并且改变心室肌正常兴奋顺序,其结果是心电图上 QRS 波群增宽,起始部分有预激波(δ 波)。心房冲动的其余部分可沿正常途径下传,与旁路引起的心室激动合并出现心室融合波。心室融合波的形态由正常下传通道与旁路的不应期长短决定。如果正常通路不应期长,或冲动大部沿旁路传导,则 QRS 畸形明显;如果旁路不应期长,则心室融合波接近正常(图 4 - 23)。

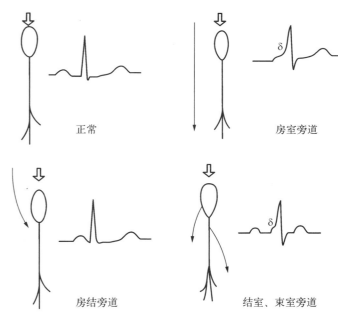

图 4 - 23　预激旁道

(正常 / 房室旁道 / 房结旁道 / 结室、束室旁道)

二、心室预激的心电图表现

1. W - P - W 综合征(Wolf-Parkinson-White syndrome)

此种类型的预激又称经典型心室预激,由房室旁道(Kent 束)参与。心电图表现为:① P - R 间期缩短<0.12 s。有时窦性 P 波常与预激波融合,以致 P - R 段消失。② QRS 波群增宽≥0.12 s。QRS 波起始部顿挫或切迹,有预激波(δ 波)。QRS 波宽度及 δ 波的大小与预激成分的多少有关。③ P - J 间期在正常范围内,一般小于 0.27 s。④ 继发性 ST - T 改变:以 R 波为主的导联 ST 段下降,T 波低平、双向或倒置。

上述心电图改变根据 V₁ 导联 δ 波极性及 QRS 波主波方向可对旁路进行初步定位:如 V₁ 导联 δ 波正向且 QRS 波群主波向上,称为 A 型预激(图 4 - 29),提示左心室或右心室后底部心肌预激(左侧旁路);如 V₁ 导联的 δ 波负向且 QRS 波群的主波向下称 B 型预激(图 4 - 30),提示右心室前侧壁心肌预激(右侧旁路)。

有时旁路呈单向阻滞(大多为下传阻滞)可使心电图无预激表现,但有室上性心动过速反复发作,电生理研究可证实旁路参与心动过速的折返,此类旁路称为隐匿性旁路。在心电图上,有时出现典型心室预激的表现,有时这种表现消失,称为间歇性心室预激,这是由于受不应期的影响,旁路通道间歇性的开放所致。

2. L - G - L 综合征(Lown-Ganong-Levine syndrome)

此种类型的预激又称短 P - R 综合征。由绕过房室结的房结旁道(James 通路)参与形成,也有观点认为可能是由于房室结较小发育不全,或房室结内存在一条传导异常快的通道引起房室结加速传导而导致。心电图表现为:① P - R 间期少于 0.12 s。② QRS 波群正常,无预激波(图 4 - 31)。

3. Mahaim 型预激

Mahaim 纤维是一种特殊的房室旁路,具有类房室结样特征,传导缓慢,呈递减性传导。近年发现此纤维实际上是连接右心房与右束支远端或右心房与三尖瓣环下右心室的旁路。此旁路只有前传功能,没有逆传功能。① P-R 间期≥0.12 s。② QRS 综合波起始波有 δ 波,但 δ 波小。③ QRS 时间≥0.12 s,但增宽轻微。Mahaim 可以引发宽 QRS 波心动过速,并呈左束支图形。

三、预激与心动过速

预激本身不引起症状,多见于健康人。其主要危害是常可引发心动过速。具有预激心电图表现者,心动过速的发生率为 1.8%,并随年龄增长而增加。其中大约 80% 心动过速发作为房室折返性心动过速,15%~30% 为心房颤动,5% 为心房扑动。频率过于快速的心动过速(特别是持续发作心房颤动),可导致充血性心力衰竭、低血压甚至死亡。

心室预激患者房室间存在 2 条传导通路,容易发生折返而产生房室折返性心动过速,发生率约占室上性心动过速的 50%。心动过速发作时大多沿正常通道下传,经旁路逆传,称为顺向性房室折返性心动过速。此类心动过速发作时的 QRS 波群形态正常。偶见冲动经旁路下传而沿正常通道逆传,称为逆向性房室折返性心动过速,此类心动过速发作时 QRS 波群呈预激状。隐匿性旁路只有逆传功能而无前传功能,激动只能沿正常通道经房室结前传,旁路逆传。表现为窦性心律时体表心电图正常,心动过速发作符合房室折返性心动过速的特征(详见第四章第六节)。

W-P-W 综合征患者伴发心房扑动较少见,但伴有心房颤动率相对较高(11%~39%)。确切的机制还不清楚,可能与旁路逆传的冲动落在心房易损期,引起心房颤动有关。预激伴发心房颤动的主要问题是有发展成心室颤动的危险。心房扑动和心房颤动时,冲动在交界处组织内发生隐匿传导,如果旁路的不应期短,则促使冲动大部分或全部经旁路传至心室,使心室率极快、QRS 波群畸形的心房扑动或心房颤动,有时可发展为心室颤动。W-P-W 患者猝死的发生率为每年 0.1%~0.6%。心房颤动时 R-R 间期<250 ms 为高危患者。由于隐匿性预激的旁路不具前向传导功能,所以伴发心房颤动时,心室率一般较慢,预后较好。心室预激伴心房颤动的心电图表现为:① 心动过速的节律绝对不齐。② 宽 QRS 波群起始部的 δ 波,宽 QRS 波群形态不一致。③ 频率通常>200 bpm(图 4-24)。

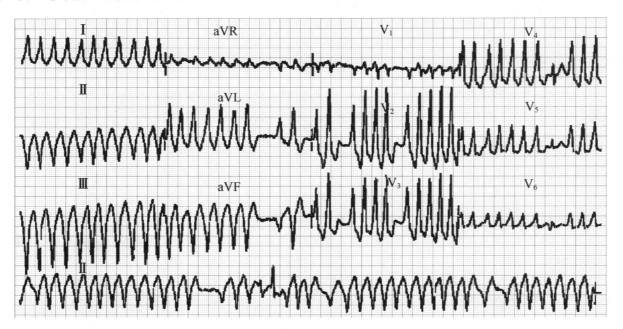

图 4-24　预激伴心房颤动

四、读图案例讨论

案例 24　张某,女,24 岁,正常体检(图 4 - 25)。

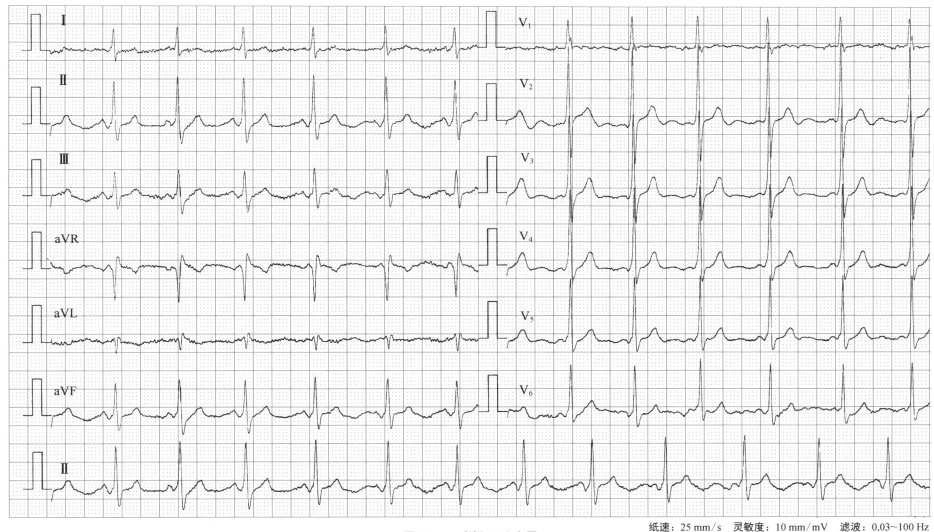

图 4 - 25　案例 24 心电图

纸速:25 mm/s　灵敏度:10 mm/mV　滤波:0.03~100 Hz

【心电图诊断】　A 型心室预激。

【读图讨论】　本图可见 P - R 间期缩短<0.12 s;QRS 波群增宽≥0.12 s,起始部顿挫有预激波(δ 波)。V₁ 导联 δ 波正向且 QRS 波群主波向上,提示为 A 型预激。A 型预激时 V₁、V₂ 可见 R 波,故需与右心室肥厚鉴别。鉴别点在于 A 型预激在 P - R 间期、QRS 时限、δ 波方面有自己的特点,还要注意右心室肥大可存在电轴的明显右偏,V₅、V₆ 导联可出现深 S 波。

案例 25　李某,男,46 岁,"阵发性心悸 10 年"(图 4 - 26)。

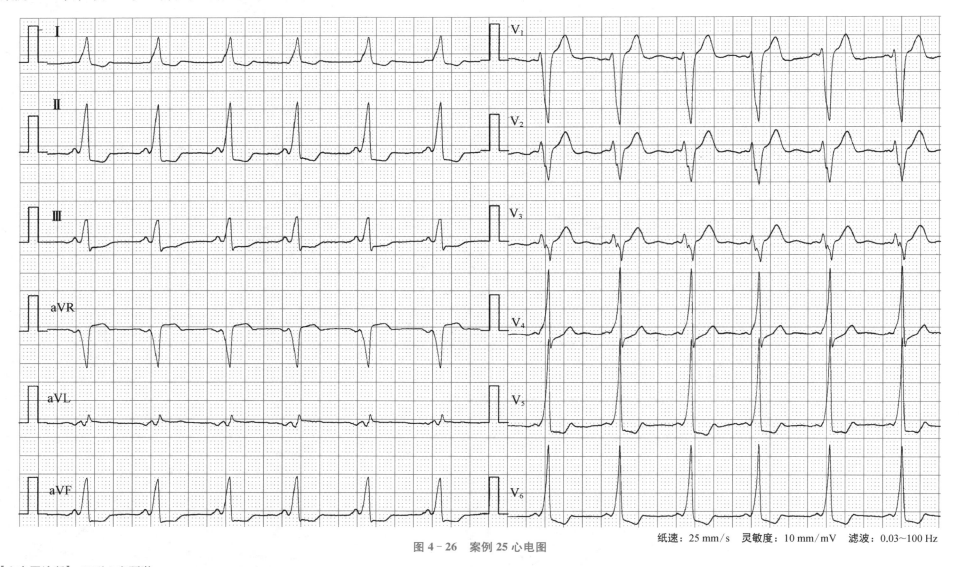

图 4 - 26　案例 25 心电图

纸速: 25 mm/s　灵敏度: 10 mm/mV　滤波: 0.03~100 Hz

【心电图诊断】　B 型心室预激

【读图讨论】　本图可见 P-R 间期缩短<0.12 s;QRS 波群增宽≥0.12 s,起始部顿挫有预激波(δ 波);V₁ 导联的 δ 波负向且 QRS 波群的主波向下,考虑为 B 型预激。B 型预激者容易同左束支阻滞混淆。鉴别点在于 B 型预激的 P-R 间期<0.12 s 而束支阻滞者正常;B 型预激的 QRS 波起始部有 δ 波而致 QRS 波增宽,但 P-J 间期<0.27 s,左束支阻滞者 R 波可有切迹,但无 δ 波,且异常宽大者多见。P-J 间期常>0.27 s。有时向下的预激波与 q 波相似,容易和心肌梗死相混淆。除了注意辨认 P-R 间期、QRS 波增宽的特点外,需注意结合病史及心电图上 ST-T 的动态改变作进一步鉴别。

案例 26 王某,男,16 岁,正常体检(图 4 - 27)。

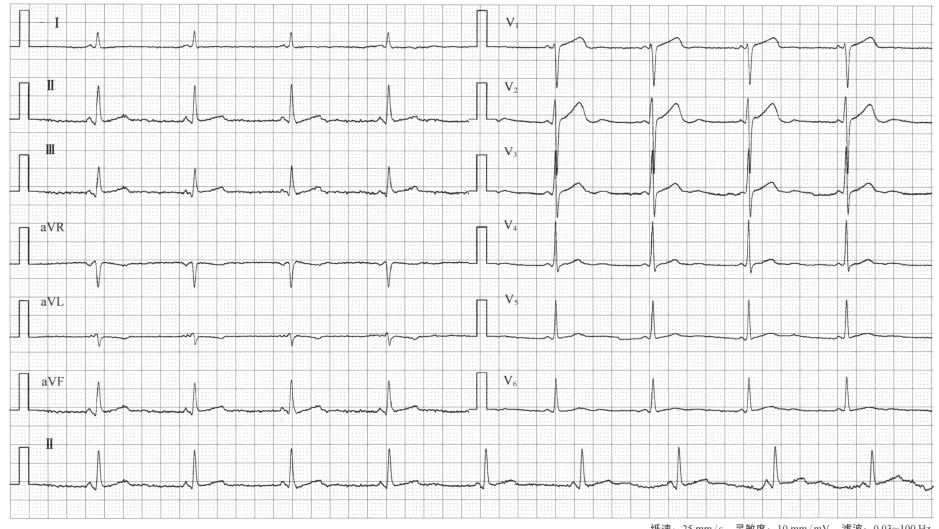

图 4 - 27 案例 26 心电图

纸速: 25 mm/s   灵敏度: 10 mm/mV   滤波: 0.03~100 Hz

【心电图诊断】 短 P - R 综合征。

【读图讨论】 本图可见 P - R 间期缩短<0.12 s;QRS 波群正常,故考虑为短 P - R 综合征。

第六节　心 动 过 速

　　心脏各部分自律性细胞的兴奋性有其自身固有的频率范围，一般来说，正常窦性心律的范围在 60～100 bpm，心房和交界区自主节律在 40～60 bpm，室性自主节律则＜40 bpm。如果上述各种心律的频率超过了其自身固有频率可称之为心动过速。比如窦性心律超过了 100 bpm，称之为窦性心动过速；同样，交界区及室性心律大于其自身频率时则分别称之为交界性心动过速（以下简称交界速）及室性心动过速（以下简称室速）。通常可根据心动过速的发生机制对其进一步分类，将主要和异位起搏点的自律性增强有关的心动过速称之为加速性心动过速（非阵发性心动过速），由折返机制引起的心动过速称为阵发性心动过速，也有小部分心动过速和触发机制有关。

　　有时，房性心动过速（以下简称房速）和交界速难以分辨，可以简单的将心动过速根据其起源及折返途径分为室上性心动过速（以下简称室上速）及室速。从广义上说，室上速是泛指起源在心室以上或折返途径不局限于心室的一切快速心律。我们通常所说的室上速一般不包括快速性窦性心律失常及心房颤动、心房扑动，而特指房速（包括自律性升高及房内折返性房速）、非阵发性交界速、房室结折返性心动过速（AVNRT）及房室折返性心动过速（AVRT）。在不伴有束支阻滞或旁路前传时，室上性快速性心律失常表现为窄 QRS 波心动过速。

　　室速是一种起源自希氏束分叉以下、左心室或右心室的心动过速。一般情况下，室速表现为宽 QRS 波心动过速。

　　在 QRS 波时限≤100 ms 的窄 QRS 波心动过速中大约 95％为室上速，也有 5％是室速（特别是儿童基底部起源的特发性室速）。QRS 波群时间≥0.12 s 的宽 QRS 波心动过速中最常见的是室速（占 70％～80％），也见于室上速。当室上速出现了 QRS 波群增宽时，其心电图表现与室速易于混淆，并时常可导致错误诊断，需要加以鉴别。

一、室上性心动过速

　　临床心脏电生理研究已证实，异位起搏点的自律性增强在室上速的发生机制中仅占很小部分，理论上还有可能是触发活动，而折返激动则是室上速的主要发生机制。折返机制的共同点是期前收缩刺激可以诱发也可以终止心动过速，其心动过速具有突发突止的特点，呈阵发性，因此由折返机制引起的室上速常被称为阵发性室上速。折返是指心脏激动进入环形传导途径，并又回到或指向激动的起始部位的现象。折返激动的形成与持续一般需要以下基本条件：① 心脏至少 2 个部位的传导性与不应性各不相同，相互连接形成一个闭合的折返环。② 折返环的一条通道在一定条件（如适时的期前收缩）下发生单向阻滞。③ 另一通道传导减慢，使原先发生阻滞的通道有足够的时间恢复兴奋性。④ 原先阻滞的通道再次激动从而完成一次折返。室上速的折返途径可以是房室折返、房室结折返，也可是房内折返。其中除房室旁路引起的房室折返性心动过速的折返环涉及心室外，其他均起源于希氏束或希氏束分叉以上。国内外统计资料表明，房室结折返性心动过速及房室折返性心动过速约占室上速发病的 90％。

（一）房室结折返性心动过速

　　房室结在部分人群中存在传导速度和不应期截然不同的传导通路，分为：① 快径路（β径路）：传导速度快而不应期长。② 慢径路（α径路）：传导速度缓慢而不应期短。这 2 条通路使房室结出现纵向的功能性分离，即房室结双径路。由其引发的心动过速称为房室结折返性心动过速。其折返回路大部分包含在房室结内，但此外还有其他传导组织参与形成折返环。存在 2 条电生理性能不同的径路是心动过速发生的基本条件。根据心动过速发作时激动前向传导径路不同，可将房室结折返性心动过速分为慢-快型房室结折返性心动过速（慢径路前传、快径路逆传）和快-慢型房室结折返性心动过速（快径路前传、慢径路逆传）2 种，以前者多见。由于房室交界区的传导和不应性能受自主神经或多种药物影响，临床上心动过速的发作可时有时无。

1. 慢-快型房室结折返性心动过速

　　慢-快型房室结折返性心动过速发生有 2 个条件：① 房室结存在 2 条电生理性能不同的通路——房室结双径路。② 适时的期前收缩诱发折返：适时的房性期前收缩(房性期前收缩发生时快径路尚处于有效不应期内)在心房除极下传时受阻于快径路,遂由慢径路前向下传,经共同通道下传至心室。由于传导缓慢,使原先处于不应期的快路径获得足够时间恢复兴奋性,冲动经快径路返回心房,产生单次心房回波。同时,如果此时慢径路已脱离了前次激动的不应期,则可使经快径路逆传至心房的激动再次沿慢径路下传激动心室形成折返。若反复折返,便可形成心动过速(图4-28)。另外,如果有适时的室性期前收缩沿快径路逆传激动心房,再由慢径路下传激动心室亦可形成折返。房性期前收缩比室性期前收缩更易诱发和缓解房室结折返性心动过速。

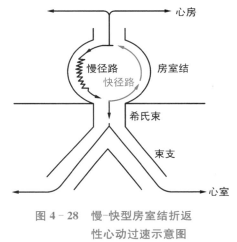

图4-28 慢-快型房室结折返性心动过速示意图

慢-快型房室结折返性心动过速的心电图表现为:① 心动过速突发突止,常由期前收缩刺激诱发与终止心动过速,频率多在150～250 bpm。因为房室结折返性心动过速时希氏束和心室不是折返环必须的部分,因此心动过速有时可出现房室2:1传导,致使心室率减慢,但心动过速并不终止,同样也可以出现2:1的逆向心房传导。② 心动过速开始几乎一定伴随着房室结传导跳跃式延长(P-R间期较窦性延长>60 ms)。③ 逆传P波(P⁻):P⁻可重叠在QRS波群中,提示折返激动前传引起心室除极和激动逆传引起心房除极几乎同步。有时P⁻位于QRS波群终末部(R-P⁻间期<70 ms),在下壁导联出现伪"s"波(发生率30%～46%),V₁导联呈rSr′型(r′为P⁻波在V₁导联的投影,发生率约77.4%),提示折返激动逆传心房落后于前传至心室。在偶尔情况下,折返激动逆传心房早于前传至心室,P⁻波的前一部分露在QRS波之前,示伪"q"波(发生率为2.1%～4%)。④ QRS波群一般为室上性。如合并束支传导阻滞或差异传导时QRS波增宽。

2. 快-慢型房室结折返性心动过速

此种类型较慢-快型为少见。体表心电图对此型房室结折返性心动过速不能确诊,必须辅以心内电生理检查。室性期前收缩、房性期前收缩或轻度窦性频率增快均可以诱发。普通心电图可见P⁻位于QRS波前,R-P⁻间期>70 ms,R-P⁻间期>P⁻-R间期。

(二)房室折返性心动过速

房室折返性心动过速是由心室预激旁路前传或逆传,心房、心室及正常房室传导系统均参与折返的一种室上速。按照折返的方向不同分为顺向性房室折返性心动过速(激动由传导系统前传,旁路逆传)及逆向性房室折返性心动过速(激动由旁路前传,传导系统逆传)。其中以房室顺向折返多见(约占房室折返性心动过速的90%)。此外,激动还可以在多条旁路间折返。

1. 顺向型房室折返性心动过速

顺向型房室折返性心动过速的发生必须具备的2个条件:① 存在两条电生理性能不同的通路:部分人存在正常房室传导系统以外的先天性房室附加通道。一般来说,旁路传导速度较快,不应期较长。而房室结传导速度慢,但不应期短。② 适时的期前收缩及旁路的单向传导阻滞:心动过速的发生往往由一个房性期前收缩或室性期前收缩引起。如果房性期前收缩发生时,旁路仍处于前次激动后的有效不应期而发生前传的单向阻滞,激动只能经房室结、希氏束下传心室,再经旁路逆传激动心房,形成房室间的折返。或者室性期前收缩发生时激动经旁路逆传心房,再经房室结、希氏束下传至心室,即可形成房室折返。

顺向型房室折返性心动过速的心电图表现为:① 窦性心律时,心电图既可有预激的表现,也可正常(隐匿性房室旁路)。② 心动过速突发突止,通常由期前收缩诱发。频率多在150～250 bpm。③ QRS波一般呈室上性,如合并束支传导阻滞或差异传导时QRS波可增宽(但无预激波)。④ 有时体表心电图可辨认出P⁻波,且R-P⁻间期>70 ms,R-P⁻<P⁻-R。⑤ 可见QRS波的电交替现象,心动过速频率越快,QRS波电交替的发生率越高。

2. 逆向型房室折返性心动过速

冲动经房室旁路前传,经希氏-浦肯野系统-房室结逆传。此行较少见。心电图特点为:① QRS波宽大畸形,而且是完全预激的QRS波。② 如能辨认出P⁻波,则P⁻-R<R-P⁻。

(三)房速

房速是指起源于心房组织,与房室结传导无关的室上性心动过速。房速的发生率占全部室上性心动过速的7%～10%。房速的频率主要取决于房速的频率和房室结

131

当时的传导状态(P'波能否经房室结1∶1下传心室或出现房室阻滞)。房速时P'波形态与异位起搏点的位置密切相关,根据P'波形态可初步判断其起源部位:① 起源于窦房结附近的房速:P'波形态与窦性P波十分相似。② 起源于右心房上部的房速:Ⅱ、Ⅲ、aVF导联的P'波直立。③ 起源于心房下部的房速:Ⅱ、Ⅲ、aVF导联的P'波倒置,如果Ⅰ、V₆导联的P'波倒置,高度提示房速激动起源于左心房。④ 多源性房速(紊乱性房速)时,同一导联的P'波可有3种或更多种形态。

按照电生理机制,房速分为:自律性、折返性及触发性房速。

1. 自律性房速

心动过速的频率可呈逐渐增快的"温醒"现象,而心动过速终止前,其频率可呈逐渐减慢的"冷却"现象。刺激迷走神经和静脉注射腺苷不能终止心动过速。心房刺激不能诱发、拖带和终止心动过速,但能出现超速抑制现象。

2. 折返性房速

心动过速的发作呈突发突止,通过刺激迷走神经和静脉注射腺苷的方法可终止心动过速。

3. 触发性房速

依靠体表心电图该心动过速很难与折返性房速鉴别,部分心动过速能经刺激迷走神经的方法或静脉注射腺苷等药物终止。

(四)加速性交界速与自律性交界速

加速性交界速又称非阵发性交界速,系交界区自律性升高引起。其心电图表现为:① 交界区激动控制心室激动,QRS呈室上性,节律规则。心率一般在70～130 bpm;如果交界性频率与窦房结频率接近,心室律可出现时而受交界区,时而受窦房结控制,两者间逐渐转换。② 心房激动则根据交界区激动是否逆传入心房而表现为逆行P波或窦性P波。由于交界性激动传入心房、心室的先后不同,逆行P波可出现于QRS波群之前、隐藏于QRS中、或QRS之后(图2-37～图2-39)。③ 可见多种形式的房性融合波。

自律性(自动性)交界速(automatic junctional tachycardic)和交界区某个节奏点自律性升高有关,也有人认为有触发机制参与。频率较快常可达110～250 bpm,QRS波群呈室上性或呈典型的束支阻滞图形,房室传导比例可能有一定变化。

二、室速

(一)室速的分类

1. 根据室速发作持续时间和血流动力学改变分类

(1)非持续性室速:连续3个或3个以上的室性期前收缩构成室性心律失常,30 s内自行终止。

(2)持续性室速:室速持续30 s以上和(或)虽持续时间不足30 s,但出现血流动力学紊乱而立即需要终止者。血流动力学不稳定包括晕厥前兆(头昏、头晕、乏力、虚脱、黑蒙)、晕厥、心脏性猝死、心脏骤停等。

(3)无休止性室速:室速不间断反复发作,其间可有窦性心律,但大部分时间为室速。

2. 根据QRS波群特征分类

(1)单形性室速:心动过速时QRS波群形态一致或几乎一致,但在反复单形性室速时QRS波群可有些变化。

(2)多形性室速:心动过速时QRS波群呈多种不同形态。

(3)双向性室速:表现为QRS波形和方向呈2种形态交替出现,肢体导联QRS波群主波方向正负交替变化,或胸前导联常呈左、右束支阻滞图形交替变化,或电压交替改变。

3. 根据室速患者有无器质性心脏病分类

(1)病理性室速:由器质性心脏疾病(如冠心病、心肌梗死、心肌病)导致的室速。

（2）特发性室速：指发生于没有器质性心脏病（"结构正常"的心脏）患者的室速。

4. 根据室速的发病机制分类

（1）折返性室速：是室速最常见的机制。

（2）触发活动性室速：主要见于长 QT 间期综合征的尖端扭转型室速，及洋地黄中毒所致的室速。

（3）自律性增高性室速：如加速性心室自主心律。

5. 根据预后分类

（1）良性室速：为非持续性室速、特发性室速、无器质性心脏病、无血流动力学改变，预后良好。

（2）潜在恶性室速：非持续性室速反复发作，持续时间小于 15 s、无血流动力学改变，多有器质性心脏病。

（3）恶性室速：发作呈持续性、心室率大于 230 bpm、出现血流动力学障碍、射血分数小于 30%，如束支折返性室速、多形性室速、尖端扭转性室速。

（二）室速的心电图特点

室速一般具有下列五个特点，但不是每例室速均可表现出来。

（1）频率：室速频率一般在 100～250 bpm 之间。室速频率在 60～100 bpm 者称为加速性室性自主心律。

（2）节律：持续单形性室速 R-R 间期一般规则或几乎规则，R-R 间期之差一般小于 20 ms，仔细测量常可发现室速发作之初的 20～30 次搏动多有轻微不齐。持续性多形室速的 R-R 间期可相差较大。

（3）QRS 波群时限和形态：室速 QRS 波群宽大畸形，QRS 波群时限多≥0.12 s，约 2/3 的病例 QRS 波群时限多≥0.14 s。大多数抗心律失常药物可使室速的 QRS 时限进一步增宽。起源于高位室间隔的室速，QRS 波群增宽可不明显（可不超过 0.12 s）。大约 2/3 的室速 QRS 波群形态呈右束支阻滞型（V₁ 导联呈 rsR′、RSr′、qR、Rs，或单相 R 型）；1/3 病例的室速 QRS 波形态呈阻滞型（V₁ 导联的 QRS 波以负性波为主，而 V₆ 导联呈 rsR′、Rsr′、qR、Rs，或单相 R 型）

（4）额面电轴：单形室速中约有 2/3 的病例额面电轴左偏（-30°～-90°），其余病例中一半呈右偏（+90°～+270°），一半正常。

（5）QRS 波群与 P 波的关系：仅有 1/4 的室速心电图中可以见到 P 波，心率越快，P 波隐藏在 QRS 波群和 T 波之中，越难以找到 P 波。如果心电图可看到 P 波，其形态（尤其在下壁导联上）对确诊室速有重要价值。

室速时 QRS 波群与 P 波关系可有四种表现：① 房室分离：室速的病例约有一半呈现房室分离。房室分离是指心房及心室分别自成节律，彼此无关，心房或心室均不能控制对方。心房受窦房结节律控制时，其 P 波形态多为窦性，与 QRS 波群无关，频率慢于 QRS 波群频率；心房节律也可以是异位心房心律，如心房颤动、心房扑动或房速，房率快于室律。② 1:1 室房逆传：在室速中每个 QRS 波群之后伴随有一个 P 波，在 Ⅱ、Ⅲ、aVF 导联是倒置的，此 P 波是心室激动逆传激动心房形成的逆行 P 波。室速中有 25%～30% 病例呈现 1:1 房室逆传，应与阵发性室上速的房室 1:1 关系相鉴别。③ 心室夺获与室性融合波：室速时可有窦性或房性激动下传激动心室，呈现正常 QRS 波群，称为心室夺获；或部分夺获心室，呈室性融合波。这对室速诊断极有价值，但并不多见，仅约 5% 的病例可见到心室夺获或融合波，多见于频率较慢（<180 bpm）的室速。④ 部分室房逆传：室速时部分室性冲动经房室传导系统逆传，部分出现不同程度的室房阻滞，P⁻ 波时有时无，此时房律难以诊断。

三、宽 QRS 波心动过速的鉴别诊断

宽 QRS 波群心动过速可见于室及非室性。后者包括：① 快速性室上性心律失常（窦性心动过速、室上速、心房颤动或心房扑动等）伴心室内差异性传导。② 快速性室上性心律失常（窦性心动过速、室上速、速颤或心房扑动等）伴原已存在的左束支或右束支阻滞。③ 逆向性房室折返性心动过速（预激旁路前传）。④ 心室预激合并心房颤动（心房颤动经预激旁路前传）。由于 70%～80% 的宽 QRS 波心动过速最后都被证实为室速，所以如果临床在情况紧急无暇细辨的情况下，按照室速的处理方式对待宽 QRS 波的心动过速是合理的。

（一）宽 QRS 波心动过速的鉴别要点

宽 QRS 波心动过速发作时的心电图特征可用"ABCDEF"来概括其鉴别要点。

（1）A（atriumoventricular dissociation），指房室分离。室速可见房室分离，如可见心室夺获（包括完全性夺获或不完全性夺获）则可确诊。

（2）B（breadth），指 QRS 波群宽度。在窦性心律时无束支阻滞或近来未应用抗心律失常药的情况下，心动过速发作呈右束支阻滞图形时 QRS 波群宽度≥140 ms 或呈左束支图形时 QRS 波群宽度≥160 ms 提示室速。但特发性室速的 QRS 波群宽度多数在 120～140 ms。

（3）C（concordance），指胸前导联 QRS 波主波同向性。负向同向性提示室速，正向同向性提示室速但不排除室上速经左侧旁路前传。

（4）D（deviation of axis），指额面电轴矛盾或指向无人区。电轴指向无人区或心动过速呈左束支阻滞图形时伴电轴右偏提示室速。

（5）E（effect of maneuvers），指迷走手法刺激的效果。应用刺激迷走神经手法或阻断房室结的药物可造成完全性室房分离。

（6）F（features of the QRS complex），指符合室速特征的 QRS 波形态。如 V_1 导联左侧兔耳征等。

（二）常用宽 QRS 波群心动过速的鉴别方法

1. Brugada 四步诊断法

此方法常被用于室速与室上速伴差传或室上速伴束支阻滞的鉴别。

（1）全部胸导联均无 RS 波形（指 Rs 或 rS，不包括 QR、QRS、R 或 rsR′波形）诊断为室速，否则进行下一步。

（2）至少一个胸导联呈 RS 波形且 RS 间期（R 波起点至 S 波最低点的水平距离）＞100 ms 诊断为室速，否则进行下一步。

（3）存在房室分离诊断为室速，否则进行下一步。

（4）V_1～V_2 和 V_6 导联 QRS 波群形态符合室速的图形诊断为室速，否则为室上性心动过速。

V_1～V_2 和 V_6 导联 QRS 波群形态符合室速的图形表现是指：右束支阻滞图形（V_1 导联的 QRS 主波向上）时，V_1 或 V_2 导联呈 qR、R、双峰 R（兔耳型，前峰＞后峰），QR 或 RS 型，V_6 导联的 R/S＜1。左束支阻滞图形（V_1 导联的 QRS 主波向下）时 V_6 导联呈 QR 或 QS 型。

2. Brugada 三步诊断法

Brugada 三步诊断法有助于室速与逆向性房室折返性心动过速（旁路前传）的鉴别。若具备三步中任何一步，则有助于室速的诊断，否则为逆向性房室折返性心动过速。由于两者的心电图表现十分相似，故往往需要窦性心律时心电图对比或通过有关电生理检查来确定诊断。

（1）V_4～V_6 导联 QRS 波群主波向下。

（2）V_2～V_6 导联中至少有一个导联呈 QS 型。

（3）房室分离。

3. Vereckei 的 aVR 导联新的四步诊断法

此方法仅以 aVR 导联作判断，较为快捷，但该方案不适用于分支型室速及旁路前传的心动过速。

（1）QRS 波群起始为 R 波诊断为室速，否则进行下一步。

（2）QRS 波群起始为 r 或 q 波时间大于 40 ms 诊断为室速，否则进行下一步。

（3）QRS 波群呈 QS 型时，前支出现顿挫诊断为室速，否则进行下一步。

（4）V_i/V_t 值小于或等于 1 诊断为室速，否则诊断为室上速。

V_i/V_t 比值：V_i 是心室开始除极 40 ms 时的振幅值，V_t 是心室结束除极前 40 ms 的振幅值，对于测得到 V_i 和 V_t 的值取绝对值。

四、读图案例讨论

案例27 李某,女,76岁,"阵发性心悸3个月"(图4-29)。

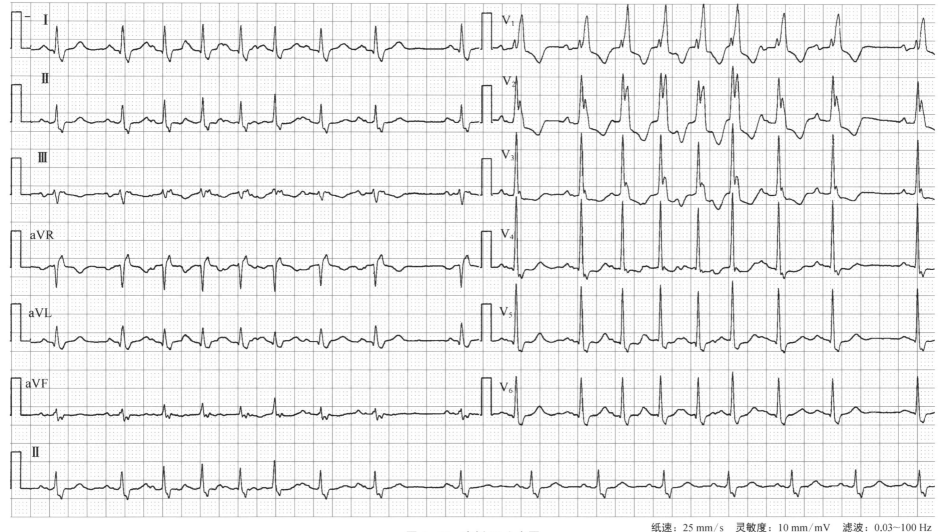

图 4 - 29 案例 27 心电图

纸速: 25 mm/s   灵敏度: 10 mm/mV   滤波: 0.03~100 Hz

【心电图诊断】 窦性心律,短阵房速,完全性右束支阻滞。

【读图讨论】 V₁、V₂导联呈宽大有切迹的 R 波;I、aVL、V₅、V₆导联 S 波宽而粗钝(S 波时限≥0.04 s),符合完全性右束支阻滞,V₁、V₂导联见 ST 段下移、T 波倒置为完全性右束支阻滞的继发性 ST - T 改变,各导联第 3 个 QRS 波起出现短阵宽 QRS 波心动过速,但见其前有明显的 P 波,心动过速时的宽 QRS 波群形态与窦性心律时的 QRS 波群形态相同,图中窦性情况下已存在束支阻滞,考虑为在原有束支传导阻滞基础上合并房速。

案例 28　沈某,男,71 岁,"胸闷心悸 2 日"(图 4 - 30)。

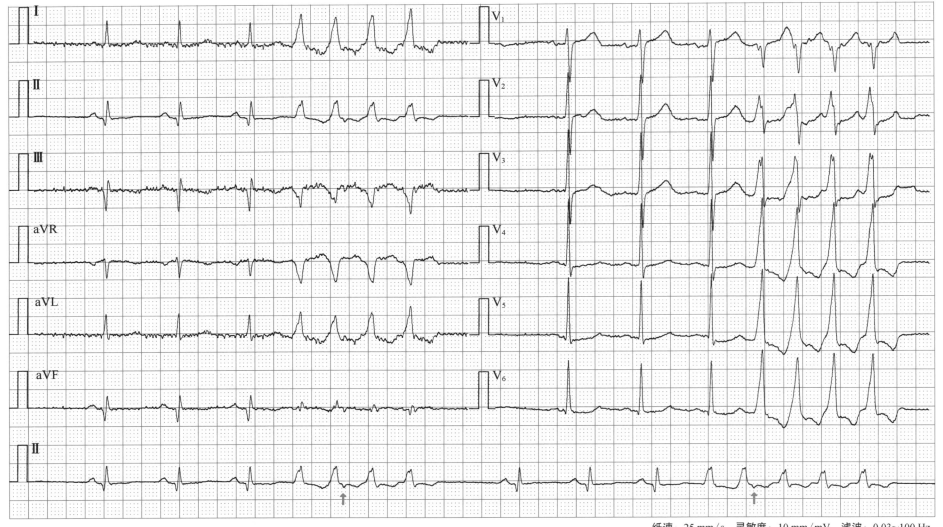

图 4 - 30　案例 28 心电图

纸速: 25 mm/s　灵敏度: 10 mm/mV　滤波: 0.03~100 Hz

【心电图诊断】　窦性心律,短阵室速,ST 段水平型压低(V5、V6)。

【读图讨论】　本图窦性心律时 QRS 波群形态正常,无心室预激或束支阻滞表现。各导联第 4 个 QRS 波起出现短阵宽 QRS 波心动过速,其前未见 P' 波。可用 Brugada 四步法观察胸导联的宽 QRS 波心动过速。第一步: V2、V3 呈 Rs 波形;第二步: V2 导联 RS 间期>100 ms 诊断为室速。箭头所示处为室房传导的逆行 P 波。

案例 29　周某,女,48 岁,"突发心悸 2 h"(图 4 - 31)。

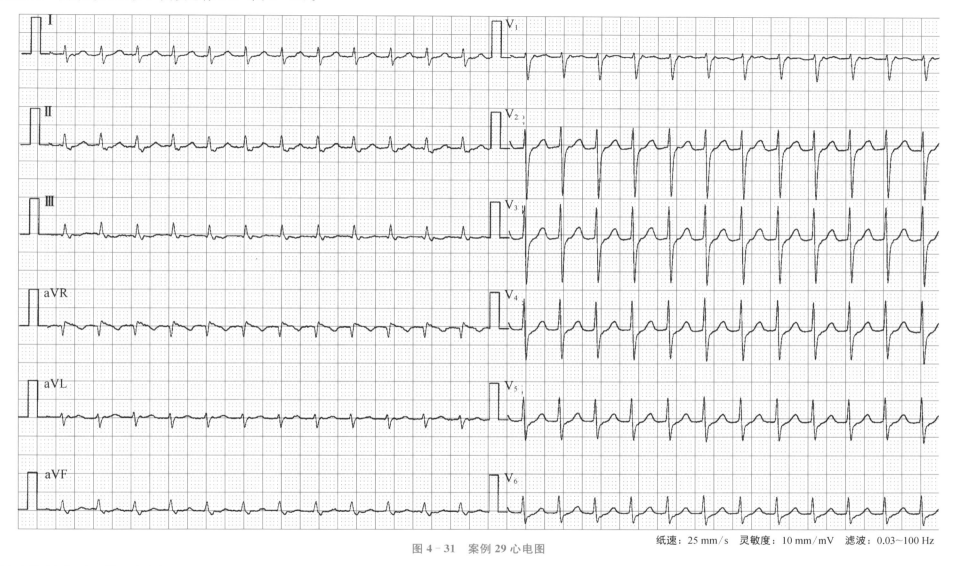

纸速：25 mm/s　灵敏度：10 mm/mV　滤波：0.03~100 Hz

图 4 - 31　案例 29 心电图

【心电图诊断】　室上性心动过速。

【读图讨论】　本图中全程为窄 QRS 波心动过速,QRS 波节律匀齐,频率 157 bpm。仔细观察下壁导联及 V_1 导联 QRS 波形态,QRS 波群终末部可见 P^-(R - P^- 间期<70 ms),在下壁导联呈伪"s"波,V_1 导联呈 rSr' 型(r' 为 P^- 波在 V_1 导联的投影)。由于本图中心动过速发作起始端未见,不能确定心动过速开始时是否伴随着房室结传导跳跃式延长(P - R 间期较窦性延长>60 ms)。所以需要进行动态心电图(Holter)或电生理检查进一步明确诊断。

案例 30　李某,女,78 岁,"反复发作心悸 2 周"(图 4 - 32)。

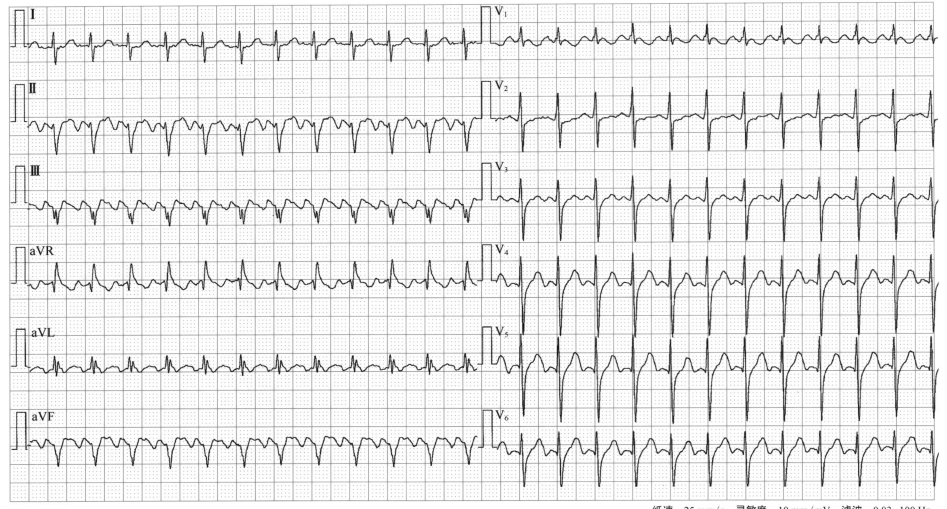

图 4 - 32　案例 30 心电图

纸速: 25 mm/s　灵敏度: 10 mm/mV　滤波: 0.03~100 Hz

【心电图诊断】　心房扑动(2∶1 房室传导)。

【读图讨论】　本图心率增快,QRS 呈室上性,节律规则,频率 148 bpm。本图易同室上速相混淆。仔细观察该图尤其是下壁导联见锯齿状的扑动波,扑动波频率约 300 bpm,呈 2∶1 房室传导,故诊断为心房扑动。鉴别 2∶1 心房扑动和室上速要点在于锯齿状"F"的辨认及其之间有无等电位线的存在。

第七节　R-R长间歇与逸搏

　　心电图中长间歇(R-R间期>1.5 s)的情况较多,期前收缩、传导阻滞(包括病理性传导阻滞及生理性干扰脱节)、窦房结功能障碍等均可能造成长间歇,它们各有其规律性,分别符合各自的心电图特点。长间歇时常可见一些心电现象如文氏现象、干扰脱节、隐匿传导等。

　　心脏传导系统中任何一部分的传导逐搏减慢,最后发生传导中断的现象称为文氏现象,又称二度Ⅰ型传导阻滞。文氏现象由多个文氏周期构成,以房室传导为例,文氏周期是指相邻2次QRS波群脱落后的第一个下传的P-P之间的间期。文氏现象要求激动来自于同一个起源点。

　　心脏传导系统或心肌处于前一次激动引起的生理不应期时,对下一次到达的激动不再应激或应激迟缓的现象称为干扰,前者称为绝对干扰,后者称为相对干扰。心脏2个独立起搏点出现连续3次或3次以上的绝对干扰称为干扰性脱节。绝大部分心律失常均存在干扰现象。窦性或异位激动在心脏特殊传导系统中传导时,如果发生了传导受阻而未走完全程,则其传导效应不能在体表心电图上显现(心电图上未见后继P波或QRS波群),但由于被激动的部分产生了新的不应期,可对下一次激动的传导或形成产生影响,这种现象称为隐匿性传导。隐匿性传导是造成干扰现象的原因之一(图4-41)。

一、期前收缩造成的长间歇

　　各种期前收缩后一般均随代偿间歇,代偿间歇是否完全取决于窦房结节律是否受到重整。在基础心率较慢的情况下,可见较长的R-R代偿间期(图4-33)。提前出现的P波落在了房室交界区的生理性有效不应期内,发生房室交界区干扰,表现为心房激动下传受阻引起房室传导中断,表现为提前出现的P′后无QRS波而造成长间歇(图4-34)。

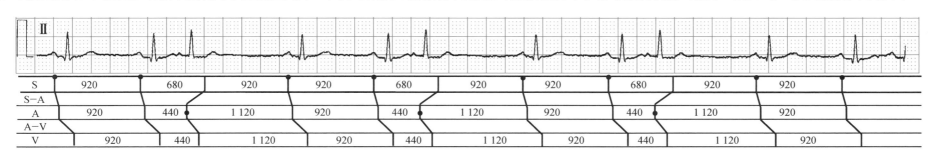

图4-33　房性期前收缩三联律

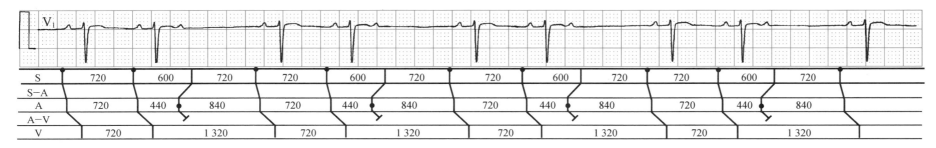

图4-34　房性期前收缩三联律未下传

二、传导阻滞造成的长间歇

传导阻滞根据其发生部位的不同,可分为窦房阻滞(sinoatrial block)、房内阻滞(intraatrial block)、房室阻滞(atrioventricular block, AVB)和室内阻滞(intraventricular block)。其中房室阻滞及窦房阻滞和心电图上的长间歇的关系密切。房室传导阻滞可根据其阻滞程度的轻重分为三度:一度传导阻滞指激动的延缓传导,但均能下传。二度传导阻滞指激动的间歇传导,可分为两型,Ⅰ型为激动传导进行性延缓直至脱落,Ⅱ型指激动突然不能下传造成脱落。三度指激动完全不能传导。房室传导的比率是指P波的数目与它下传产生的QRS波的数目之比。固定的2:1或3:1传导可以是Ⅰ型也可以是Ⅱ型,体表心电图难以区分。有时把二度及以上的传导阻滞(3:1)或更高程度的二度房室阻滞(4:1,5:1,6:1等)称为高度房室传导阻滞,阻滞程度介于二度和三度之间。也有学者把绝大部分P波被阻滞而仅个别或极少P波能下传心室的二度房室传导阻滞,称为几乎完全性房室传导阻滞。二度及以上的传导阻滞可产生长间歇。

由于常规心电图不能直接描记出窦房结的电位,故一度窦房传导阻滞不能被观察到,而三度窦房传导阻滞难于与窦性停搏相鉴别。只有二度窦房传导阻滞出现心房和心室漏搏时方能诊断。二度窦房传导阻滞同二度房室传导阻滞相似,亦可根据窦性激动脱落的特点分为Ⅰ型和Ⅱ型。

1. 二度Ⅰ型房室传导阻滞与二度Ⅰ型窦房传导阻滞(文氏型传导阻滞)

房室交界区的文氏现象又称为二度Ⅰ型房室传导阻滞(莫氏Ⅰ型房室传导阻滞),是最常见的文氏现象。它的心电图特征是一系列P波下传至心室时,P-R间期逐渐延长,直到一个P波被阻滞,发生一次心搏脱漏(P波后无QRS波),这称为一个文氏周期。心搏脱落后的第1个搏动P-R间期缩短,此后P-R间期又进行性延长,直至QRS波脱落这样的现象重复出现。文氏型传导阻滞的阻滞区通常发生在房室结内。典型的文氏周期中,还可以看到以下特点:① 虽然每搏P-R间期的延长是进行性,但是其每次的增加量是递减的(至少每个周期中前几个搏动符合此规律),最大增量一般发生在文氏周期的第二个下传搏动。② 由于心室周期(R-R间期)是由基本窦性周期(P-P间期)和当时的P-R间期增量所决定的,因此,在窦性心律规则的情况下,在P-R间期进行性延长时,R-R间期便逐渐缩短。③ 由于心搏脱落的长间歇含有最短的那个P-R间期,长间歇必然等于或短于任何2个最短的R-R间期之和。所以文氏型房室传导阻滞的特点亦可概括为:P-R间期逐渐延长乃至脱落,R-R间期渐短突长,R-R长间歇必然等于或短于任何2个最短的R-R间期之和(图4-35)。

窦房交界区的文氏现象称为二度Ⅰ型窦房传导阻滞。表现为窦房结的激动向心房传导的时间逐渐延长,最后传导中断。因窦房结的激动不能被常规心电图记录,故诊断只能根据P-P间期的改变特征来推断。表现为P-P间期出现特征性的逐渐缩短,最后突然延长。但是,二度Ⅰ型窦房传导阻滞在普通心电图上和窦性心律不齐相鉴别非常困难。鉴别要点有:① 二度Ⅰ型窦房传导阻滞必须是用文氏周期所计算出的窦性激动周期。用该周期对心电图各导联出现的类似文氏周期的P-P时间所画出的梯形图结果大致符合诊断者,方能诊断此型窦房传导阻滞。② 文氏周期周而复始。③ 窦性心律不齐时P-P间期与呼吸有关,呈逐渐缩短又逐渐延长的特点,屏住呼吸以上规律消失(图4-36)。

二度Ⅰ型房室传导阻滞与二度Ⅰ型窦房传导阻滞的鉴别点在于:前者表现为R-R间期的渐短突长,而后者表现为P-P间期的渐短突长;前者脱漏的仅是QRS波,P波正常出现,但P-R间期逐渐延长,而后者脱落的是P波及QRS波。

有学者认为:文氏型传导阻滞的细胞电生理基础是传导组织的有效不应期和相对不应期都延长,而后者相对来说更明显。激动在有效不应期完全不能传布,而在相对不应期发生递减传导,传导速度减慢。以房室传导阻滞为例:在一个文氏周期中,第2个P波抵达时,房室传导组织尚处于相对不应期内,所以P-R间期延长,使心室激动的发生时间错后,这样后续的P波便落在相对不应期的更早阶段,递减传导更明显,P-R间期更延长,循此下去,直到最后一个P波落在前一次激动后有效不应期内而完全不能下传,发生一次心搏脱落。而经过心搏脱落的长间歇后,传导组织的兴奋性有所恢复,间歇后的第1个P波又能以缩短的P-R间期下传心室。Ⅰ型传导阻滞大多数发生于房室结内,也可能在希氏-浦肯野系统内,极少发生在心房内。由于递减性传导是房室结的一个正常生理性特征,所以阻滞区位于房室结内的二度Ⅰ型阻滞患者,其心电图上的P-R间期逐次增量和总增量的幅度较阻滞于希氏-浦肯野系统处的二度Ⅰ型阻滞患者明显。

2. 二度Ⅱ型房室传导阻滞与二度Ⅱ型窦房传导阻滞

在规则的窦性P-P间期中突然出现窦性P波后QRS波群间断脱落,而下传的P-R间期固定,称为二度Ⅱ型窦房传导阻滞,其阻滞部位一般在房室结以下,基本上在希氏-浦肯野系统内(图4-37)。

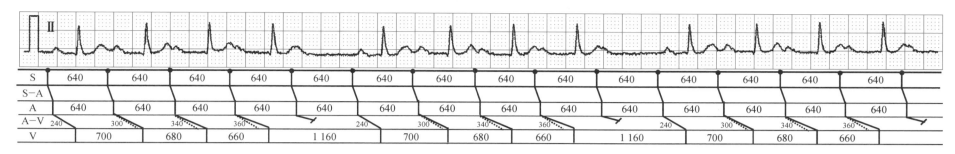

S	640	640	640	640	640	640	640	640	640	640	640	640	640
S-A													
A	640	640	640	640	640	640	640	640	640	640	640	640	640
A-V	240	300	340	360		240	300	340	360		240	300	340	360
V		700	680	660	1 160		700	680	660	1 160		700	680	660

图 4 - 35　二度 I 型房室传导阻滞

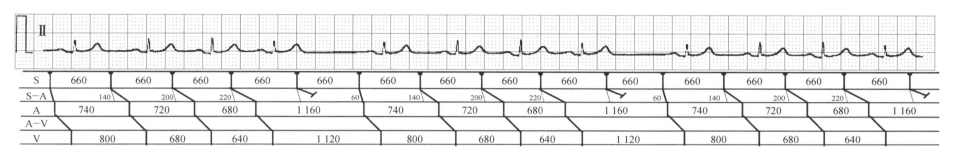

S	660	660	660	660	660	660	660	660	660	660	660	660
S-A	140	200	220		60	140	200	220		60	140	200	220
A	740	720	680	1 160	740	720	680	1 160	740	720	680	1 160
A-V												
V	800	680	640	1 120	800	680	640	1 120	800	680	640

图 4 - 36　二度 I 型窦房传导阻滞

在规则的窦性 P－P 间期中突然出现长的 P－P 间期（P 波及其后的 QRS 波脱落），长的 P－P 间期是短 P－P 间期的整倍数（常见 2 倍或 3 倍），称为二度 II 型窦房传导阻滞，阻滞部位在窦房交界区（图 4－38）。

二度 II 型房室传导阻滞与二度 II 型窦房传导阻滞的鉴别点在于：前者阻滞部位在房室结以下，不影响心房除极，所以 P 波正常出现，但激动无法下传至心室，脱漏仅限于 QRS 波，P 波正常出现。而后者阻滞部位在窦房交界区，所以心房不能正常除极，心电图上可见 P 波及 QRS 波均脱落。

房室传导阻滞与窦房传导阻滞诊断时需要区分是 I 型还是 II 型，鉴别要点在于分别观察房室传导阻滞的 R－R 间期及窦房传导阻滞的 P－P 间期是否存在渐短突长的文氏现象，有文氏现象者为 I 型。

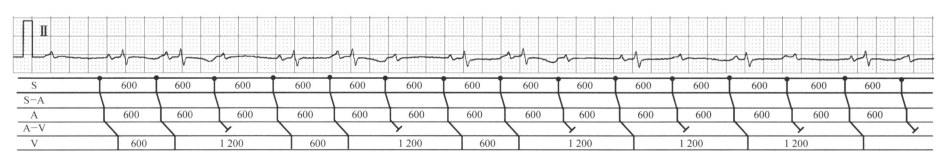

S	600	600	600	600	600	600	600	600	600	600	600	600	600	600
S-A														
A	600	600	600	600	600	600	600	600	600	600	600	600	600	600
A-V														
V	600	1 200	600	1 200	600	1 200	1 200	1 200

图 4 - 37　二度 II 型房室传导阻滞

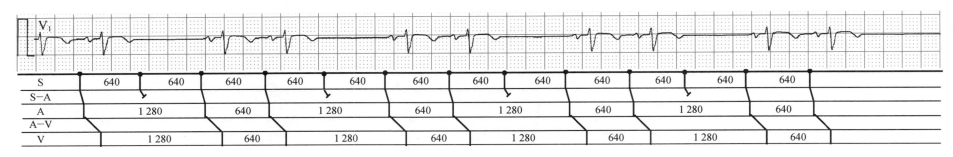

S	640	640	640	640	640	640	640	640	640	640	640	640
S–A												
A	1 280	640	1 280	640	1 280	640	1 280	640	1 280	640		
A–V												
V	1 280	640	1 280	640	1 280	640	1 280	640	1 280	640		

图 4-38 二度Ⅱ型窦房传导阻滞

3. 三度房室传导阻滞

由于房室传导系统某部的传导能力异常降低,所有室上性激动全部不能下传心室称为三度房室传导阻滞(亦称为完全性房室阻滞),其阻滞区可位于房室结、希氏束或双侧束支内。其典型心电图表现如下:① 完全性房室分离:指 P-P 间期和 R-R 间期各有自己的规律,但 P 与 QRS 之间始终没有任何固定的关系。心房大多由窦房结(心电图上表现为窦性 P 波)控制,也可由任何异位心房律(如心房颤动、心房扑动、房速,以心房颤动多见)控制。② 心房率快于心室率。③ 心室由位于阻滞区下方的次级起搏点控制,可呈交界性或室性逸搏节律,心室率通常缓慢而匀齐。心室率和 QRS 波形状随逸搏点的不同位置而有所差别(图 4-39)。

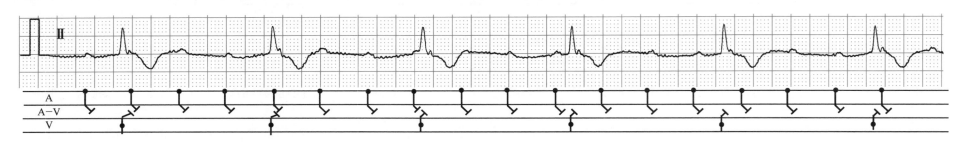

图 4-39 三度房室传导阻滞、室性逸搏心律

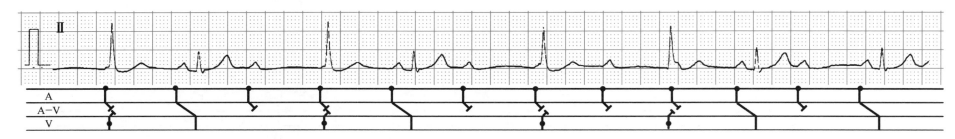

图 4-40 二度房室传导阻滞、室性逸搏伴干扰性房室分离

三度房室传导阻滞所致完全性房室分离有两个重要特点:① 心房率明显高于心室率。② 心室率缓慢而匀齐。除部分先天性完全性房室传导阻滞者逸搏心律可较快外,一般三度房室传导阻滞的逸搏心律低于 45～60 bpm。如果发现心室率超过 60 bpm,即使有完全性房室脱节存在,应当首先考虑排除导致房室分离的其他原发性心

律失常,如独立存在的非阵发性交界性或室性心动过速(又称加速性交界性或室性心动过速)。非阵发性心动过速属于主动性异位心律,其房室分离是由于下级起搏点的兴奋性升高引起竞争性激动而产生。此种情况下房室传导本身并不存在异常或仅有轻度延缓。当交界区或心室的异位起搏点较窦性兴奋先一步激动交界区或心室,则当窦房结的冲动下传时,交界区或心室正处于由前一次异位兴奋造成的有效不应期内,则窦性激动不能控制心室,这在心电图学中称之为干扰。由于一般情况下交界区或室性异位激动不能通过交界区上传至心房,所以心房激动仍由窦性控制,这种情况发生在若干次搏动中称为干扰性房室分离。有时,二度或高度房室传导阻滞的逸搏心律可能产生干扰性房室分离,此时需同三度房室传导阻滞相鉴别(图4-40)。

4. 心房颤动、心房扑动伴长间歇

在作心电图报告时,心房颤动心室率>70 bpm而出现R-R长间期>1.2 s时,一般应当加以描述;在心室率≤70 bpm时,对于>1.5 s的R-R长间期一般应当加以描述。心房颤动出现长间歇通常和以下几项因素有关:① 房室交界区的隐匿传导:心房颤动时,心房除极的f波频率高达350~600 bpm,高频率的f波拥挤在房室结的心房端,部分f波在房室结内形成隐匿性传导,对同时或稍后相继而来的其他f波产生干扰,又称为干扰性阻滞(非穿透性干扰);而某些f波能够穿过房室结,经希氏束下传激动心室引起QRS波,这些下传的f波对尾随而来的其他f波可产生干扰作用(穿透性干扰)。正是这2种干扰的交互作用,引起心房颤动时R-R间期的绝对不规则。有时房室结的干扰来自于交界区的期前收缩。同样,房室交界区的隐匿传导也可使房速或心房扑动的房性激动产生干扰性阻滞而产生长间歇(图4-41)。② 自主神经的张力。③ 某些药物因素。所以心电图能否诊断心房颤动伴二度房室传导阻滞(AVB)一直是十分有争议的问题。确切的检查有时需依赖电生理检查(图4-42)。由于三度房室传导阻滞时心房可由异位心律控制,当心房由房颤律控制时,依靠缓慢而匀齐的心室率可作出三度房室传导阻滞的诊断(图4-43)。

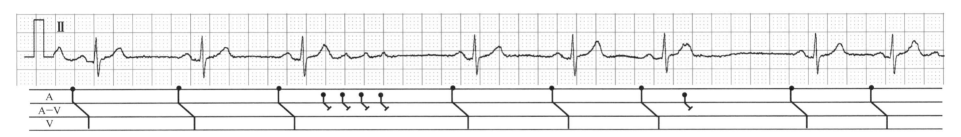

图4-41 房速伴隐匿传导、房早未下传

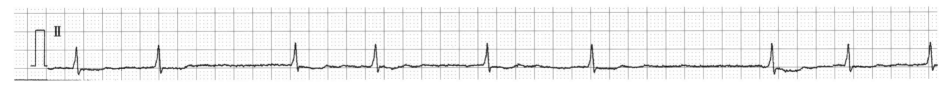

图4-42 心房颤动伴有长间歇

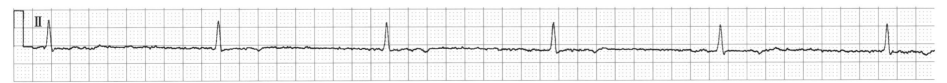

图4-43 心房颤动伴三度房室传导阻滞

143

三、和窦房结功能有关的长间歇

1. 窦性停搏

在规律的窦性心律中,有时因迷走神经张力增大或窦房结功能障碍,在一段时间内窦房结停止发放激动,心电图上见规则的 P-P 间距中突然出现 P 波脱落,形成长 P-P 间距,且长 P-P 间距与正常 P-P 间距不成倍数关系(图 4-44)。

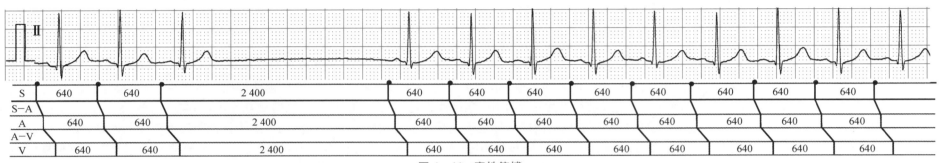

图 4-44 窦性停搏

窦性停搏与二度II型窦房传导阻滞均有 P 波及 QRS 波的突然脱漏,鉴别点在于前者的 P-P 长间距与正常 P-P 间距不成倍数关系,而后者具有倍数关系。

2. 病态窦房结综合征

起搏传导系统退行性病变、冠心病、心肌炎、心肌病等可累及窦房结及其周围组织而产生一系列缓慢性心律失常,并引起头昏、黑矇、晕厥等临床表现,称为病态窦房结综合征。其心电图主要表现为:① 持续性的窦性心动过缓,心率<50 bpm,且不易用阿托品等药物纠正。② 窦性停搏和窦房阻滞。③ 在窦性心动过缓的基础上出现各种房性快速性心律失常,如房速、心房扑动和心房颤动,其中多数为阵发性心房颤动。④ 若病变同时累及房室交界区,可出现房室传导障碍,或发生窦性停搏时长时间不出现交界性逸搏,此即称为双结性病变。由于房性快速性心律失常均发生在缓慢性心律失常的基础上,可以定义为原发性窦房功能障碍伴继发性房性快速性心律失常,又称为"慢快综合征"。

"快慢综合征"指有些患者平时不伴有症状性窦性心动过缓和窦性停搏,但有各种主动性的房性快速性心律失常,主要是频发房性期前收缩、短阵心房扑动和阵发性心房颤动,心律失常发生前为正常窦性心律,在各种房性快速性心律失常终止后出现一过性的窦房结功能的明显抑制,从而出现 R-R 长间歇,临床见头昏、胸闷、黑矇,可以出现晕厥症状。可以定义为原发性房性快速性心律失常和继发性窦房结功能障碍(图 4-45)。

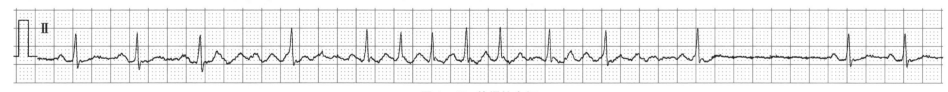

图 4-45 快慢综合征

四、逸搏与逸搏心律

当窦房结的自律性降低、冲动产生过缓或传导遇到障碍造成心动过缓,或由于其他原因造成长间歇时,下级节律点将取代窦房结的起搏功能,发出一个或一串冲动激动心房或心室,仅发生 1～2 个称为逸搏,逸搏连续出现 3 次及 3 次以上时称为逸搏心律,这属于心脏的一种保护性措施,为被动性心律。

1. 房室交界性逸搏及逸搏心律

其心电图表现为:① 长间歇后出现室上性 QRS 波群,其形态与窦性 QRS 波群相同或相似。② 有或无逆行 P 波(P⁻ 波)。P⁻ 在 QRS 波之前者,P⁻-R 间期＜0.12 s；P⁻在 QRS 波之后者，R－P⁻间期＜0.12 s（图 4－46）。连续 3 次或 3 次以上的交界性逸搏称交界性逸搏心律，其频率一般在 40～60 bpm（图 4－47）。

2. 室性逸搏及室性逸搏心律

其心电图表现为：① 长间歇后出现宽大畸形的 QRS 波群，时间≥0.12 s，T 波与主波方向相反。② QRS 波群前无相关 P 波（图 4－48）。连续 3 次或 3 次以上的室性逸搏称室性逸搏心律，频率为 30～40 bpm（图 4－49）。

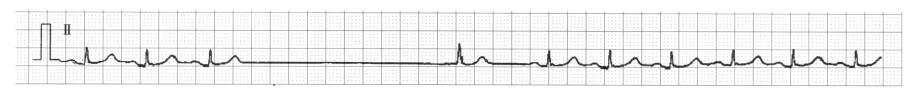

图 4－46　窦性停搏、交界性逸搏

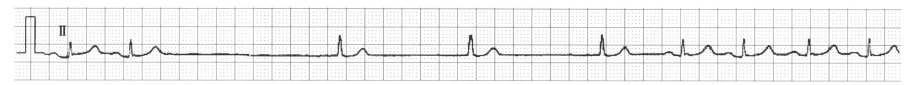

图 4－47　窦性停搏、交界性逸搏节律

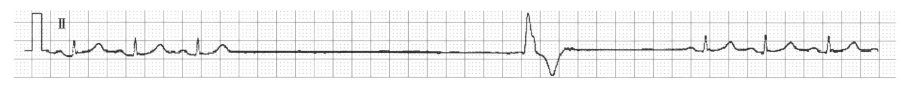

图 4－48　窦性停搏、室性逸搏

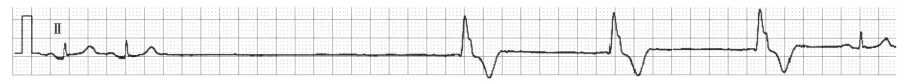

图 4－49　窦性停搏、室性逸搏节律

五、读图案例讨论

案例31 徐某,女,62岁,"头晕心悸1周"(图4-50)。

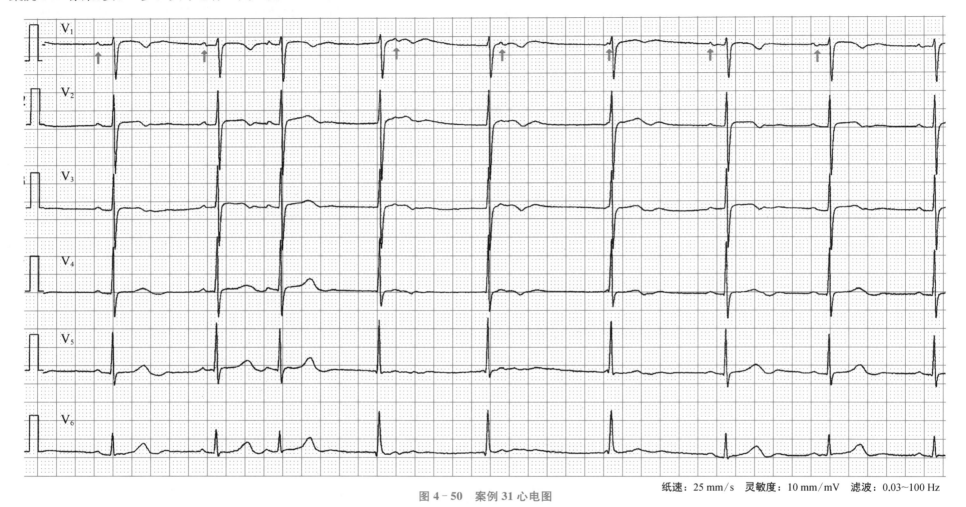

纸速:25 mm/s 灵敏度:10 mm/mV 滤波:0.03~100 Hz

图4-50 案例31心电图

【心电图诊断】 窦性心律,房性期前收缩,交界性逸搏节律,干扰性房室分离。

【读图讨论】 图中第3个P′波提前出现,后随室上性QRS波,P′-R>0.12 s,诊断为房性期前收缩;由于该患者的基础窦性心律较慢,所以其房性期前收缩产生的较长的代偿间歇,在代偿间歇末出现了交界性逸搏,由于该患者的交界性频率和窦性频率接近,产生了干扰性的房室分离(窦性激动下传至交界区时,由于交界区尚处于交界性逸搏产生的不应期内,窦性激动不能下传控制心室)。由于其窦性P波规则出现(V₁导联较明显),无脱漏,所以不考虑为窦房阻滞;此图虽然存在房室分离,但此分离是由于交界性频率略快于窦性起搏点频率引起,P-P和R-R接近,不能说明其存在三度房室传导阻滞。

案例 32　李某,男,72 岁,"心悸不适 2 日"(图 4-51)。

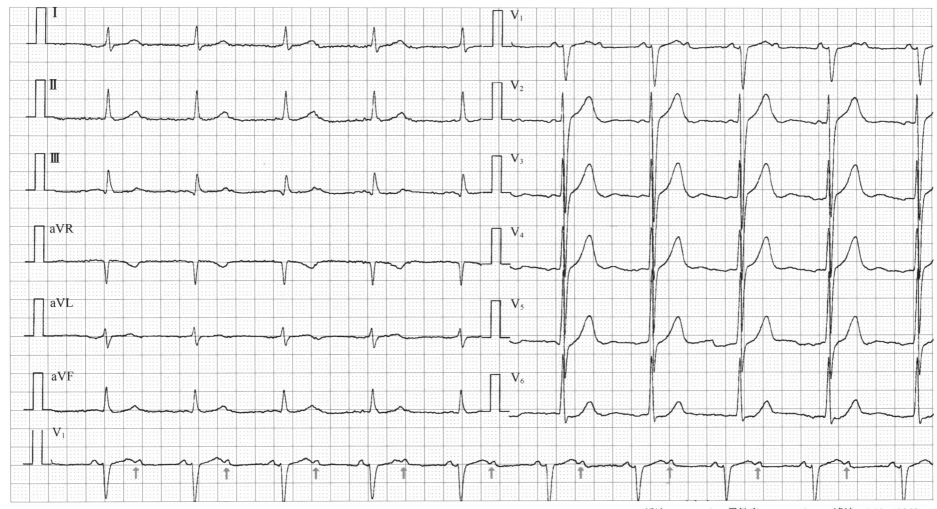

纸速：25 mm/s　灵敏度：10 mm/mV　滤波：0.03~100 Hz

图 4-51　案例 32 心电图

【心电图诊断】　窦性心律,二度房室传导阻滞(2:1 房室传导)。

【读图讨论】　P 波规则出现,P 波频率 126 bpm。可见 QRS 波群呈固定的 2:1 脱落,这是二度房室传导阻滞的一个特殊类型。此类心电图较容易与下列心电图产生混淆：① 有时在房性期前收缩二联律时出现未下传的房性期前收缩和窦性搏动交替出现,也可出现貌似此型的心电图表现,依靠辨认提前出现的 P′波可与二度房室传导阻滞相鉴别。房室传导阻滞 2:1 房室传导时 P-P 相等而且形态相同,房性期前收缩二联律未下传时 P′提前出现,形态和窦性不同,通常和前一心动周期的 T 波重叠或部分重叠。② 有时 2:1 传导的二度房室传导阻滞可能被误认为窦性心动过缓或 2:1 窦房阻滞,这往往是由于未下传的 P 波隐埋于 T 波中而未经辨认,或误认为 U 波而被忽略。

第八节　起搏心电图

通过人工心脏起搏器发放的电脉冲刺激心脏,并且引起心脏的除极及复极,经心电记录仪记录到心电变化的图形称为起搏心电图。人工心脏起搏器的作用是提供人造的异位兴奋灶来激动心脏。

一、起搏器类型和代码

1. 起搏器代码

起搏器类型及功能日趋繁多复杂,为便于从事起搏器工作的人员对不同型号或不同厂家制造的起搏器进行交流,目前国际上采用五位字母代码(NBG代码)来表示起搏器的工作方式和功能。其自左向右各个位置字母代表的意义为:

(1)第一位:表示起搏的心腔。A:心房;V:心室;D:双腔;O:无起搏功能。

(2)第二位:表示感知的心腔。A:心房;V:心室;D:双腔;O:无起搏功能。

(3)第三位:表示起搏器感知心脏自身电活动后的反应方式。T:触发型;I:抑制型;D:触发和抑制型;O:无触发和抑制功能。

(4)第四位:程控功能。P:程控频率及(或)输出;M:多项程控;C:交流(遥测功能);O:无;R:频率调节。

(5)第五位:代表抗快速心律失常功能。P:起搏(抗快速心律失常);S:电转复;D:双重(P+S);O:无抗快速心律失常功能。

2. 起搏器类型

(1)单腔起搏器:起搏器只有一根电极导线放在心房或心室内。可根据起搏器工作模式分为:① 非同步型心室起搏(VOO)。② 抑制型按需心室起搏(VVI)。③ 触发型按需心室起搏(VVT)。④ 非同步型心房起搏(AOO)。⑤ 抑制型按需心房起搏(AAI)。⑥ 触发型按需心房起搏(AAT)(图4-52、图4-53)。

(2)双腔起搏器:起搏器有2根电极导线分别放在心房和心室内。可根据起搏器工作模式分为:① 非同步房室起搏(DOO)。② 房室顺序起搏(DVI)。③ 心房和心室抑制型房室顺序起搏(DDI)。④ 房室同步型(心房跟踪型)心室起搏(VAT)。⑤ 心房同步心室抑制型起搏(VDD)。⑥ 房室全自动型起搏(DDD)(图4-54)。

(3)频率适应性起搏器:起搏器的频率随机体不同状况而改变。

(4)心脏再同步起搏器。

(5)植入型心律转复除颤器(ICD):当发生室性快速心律失常时,ICD可在数秒内将其转复为正常心律。

二、与起搏器有关的术语

(1)起搏和夺获:起搏器发放电脉冲刺激心脏的过程称为起搏。心脏受到电脉冲刺激后引起心肌细胞除极的过程称为夺获。

(2)感知和感知灵敏度:起搏器对其接收到的电信号表现出的反应方式成为感知。通过设定,腔内心电图中可以被识别的最小心电成分的振幅数值成为感知灵敏度。

(3)自动起搏间期(automatic pacing interval):起搏器连续发放2个电脉冲信号间的距离。

(4)逸搏间期(escape interval):电脉冲信号与其前端自身搏动之间的距离。

(5)融合波和伪融合波:当自身心率与起搏频率接近时,一部分心肌可被自身节律控制,另一部分心肌被起搏节律控制,即形成了融合波(fusion beat)。融合波的出现是一种正常现象(图4-55)。如果起搏脉冲发生较迟,落入电极周围心肌的有效不应期时该次起搏无效,而起搏电脉冲也落在了自身QRS波群内,这种现象称为假性融合波(pseudofusion beat),这种融合波不改变 QRS-T 波原有形态。

(6)频率滞后(hysteresis):指起搏器的逸搏间期长于自动起搏间期。这种功能可以最大程度地利用自身心搏。

(7)磁铁频率(magnet rate):在植入起搏器的胸壁上放置一块磁铁,起搏器即以固定频率的非同步模式工作,即成为磁铁频率。若磁铁频率较出厂时减少10%或明显不规则,通常认为是电池电量不足,需更换起搏器。

(8)起搏器的不应期:表现为:① 起搏后不应期:发放一个电脉冲后出现的不应期,在这一时期内起搏器不再发放电脉冲。② 感知后不应期:感知自身的心搏或人工电脉冲信号后出现的不应期,在这一时期内起搏器不再感知电信号。不应期的设置是为了防止感知起搏电脉冲本身及 T 波等。

三、起搏器心电图图形

1. 刺激信号

刺激信号也称钉样标记,是起搏器发出刺激心脏的电脉冲信号,其振幅与两电极间的距离成正比。根据电极导线的结构不同分为:① 单极性起搏:电极导线只有1个位于顶端的电极(负极)与心内膜接触,正极是起搏器的外壳,正、负极相距远,起搏信号大。② 双极性起搏:在一根电极导线上有 2 个电极,并都与心内膜接触,顶端为负极,正极在其近侧 10 mm 处,2 电极相距近,起搏信号很小。

2. 心房起搏心电图

在起搏信号后紧跟的是一个异位 P′波,表明心房被有效起搏。

3. 右心室起搏心电图

在起搏刺激信号后紧跟的是一个室性的 QRS 波群,表明心室被有效起搏,分为右心室心尖部起搏及右心室流入道起搏。起搏的心电图类似完全性左束支阻滞图形伴电轴显著左偏。

4. 左心室起搏心电图

电极导线通过冠状窦送至靠近左心室部位或在开胸时将电极缝在左心室外膜面。起搏的心电图类似右束支阻滞图形。

5. 双心室起搏心电图

同时起搏 2 个心室可以产生窄的 QRS 波群。由于 2 个心室同步收缩,可以获得较好的血流动力学效果,有利于心功能的改善。

四、单腔起搏器

(一)心房起搏器

1. 非同步心房起搏器(AOO)

也称固定频率心房起搏器,起搏器以设置的固定频率发放电脉冲刺激心房。因无心房感知功能,故可发生房性竞争心律,引起房性心动过速、心房扑动及心房颤动。现已不用于永久性起搏,仅用于临时起搏患者。

2. 心房按需起搏器

(1)心房抑制型起搏(AAI):在无心房自身电活动时即起搏右心房,并能感知自身心房的电活动,感知后抑制起搏脉冲的发放,向后延迟一个起搏周期。

(2)心房触发型起搏(AAT):起搏心房,并能感知心房电活动,感知后立即发放一个落在心房不应期的电刺激。这种模式现已不用于永久性起搏。

(二)心室起搏器

1. 非同步心室起搏器(VOO)

也称固定频率心室起搏器。因其无心室感知功能,故可发生室性竞争心律,引发快速室性心律失常。目前已不再应用于临床。

2. 心室按需起搏器

(1)QRS 波群触发型起搏器(VVT):当感知自身的 QRS 波后 20 ms 发放一个电脉冲,避免与自身心律发生竞争。此种起搏器临床已很少应用。

(2) QRS波群抑制型起搏器(VVI)：当感知自身QRS波后起搏脉冲被抑制,若抑制时间达到一个起搏周期仍无自身心律出现时起搏器重新发放电脉冲。

五、双腔起搏器

(一)双腔起搏器的计时周期

(1) 下限频率(lower rate limit,LRL)：指2次起搏的心房或心室电活动之间的最长间期,是最低起搏频率,也称基础频率。下线频率间期＝V-A间期＋A-V间期。

(2) 上线频率(upper rate limit,URL)：指最高起搏频率。

(3) A-V延迟(A-V delay)：又称A-V间期,是人工设置的P-R间期,指从自身的或起搏的P波开始到其后第一个刺激心室电脉冲信号的间距。设置的A-V延迟应稍长于自身的P-R间期,以最大限度地利用自身心律。

(4) V-A间期(V-A interval)：指从自身的或起搏的QRS波群开始到其后第一个刺激心房电脉冲信号的间距。在一次感知的或起搏的心室事件后即启动V-A间期的形成。

(5) 心房不应期(atrial refractory period,ARP)：指在感知的或起搏的心房事件后的一段时间内不再发生心室感知。

(6) 心室不应期(ventricular refractory period,VRP)：指在感知的或起搏的心室事件后的一段时间内不再发生心室感知。

(7) 心室空白期(blanking period)：指心房电脉冲发生后,为避免被心室电极导线感知而在心室感知电路内设置10~60 ms的电子不应期。

(8) 交叉感知(cross talk)：指一个通道内的心电事件被另一个通道感知。

(9) 非生理性A-V延迟：在心室空白期末至心房电脉冲后110 ms内被设置为交叉感知窗,在此期间内心室有感知,但感知后的反应为触发心室电脉冲的发放,目的是防止交叉感知或感知到其他非QRS波群信号而引起抑制反应造成心室停搏。A-V延迟110 ms短于正常P-R间期,故称为非生理性A-V延迟。

(二)双腔起搏模式及心电图

1. VAT模式

感知心房电活动后,在预先设定的A-V延迟结束时触发心室起搏,心室起搏的频率随窦性频率的改变而改变。VAT模式适用于窦房结功能正常的房室阻滞患者。因其不能感知心室的电活动,故可与室性期前收缩发生竞争,有引起室性快速心律失常的危险。

2. VDD模式

能感知心房和心室的电活动,在感知了自身心房电活动后的反应方式是发放一个电脉冲至心房,而当自身心室电活动被感知后,即抑制心室电脉冲的发放。

3. DVI模式

DVI模式是房室顺序起搏器。在无心室自身电活动时即起搏心室并启动V-A间期的形成,开始房室顺序起搏。DVI模式只感知心室的电活动,心室电活动被感知后的反应方式是抑制心室电脉冲的发放。

4. DDD模式

即全自动起搏器,它可以程控为不同的起搏模式,也可以在不同的自身心律情况下,自动地以AAI、DVI、VDD等起搏模式工作,是较理想的"生理性"起搏器。

六、起搏器故障

起搏器故障可表现为：① 起搏停止。② 间歇起搏。③ 起搏频率改变。④ 特殊功能丧失,如感知功能、A-V延迟等。

七、读图案例讨论

案例 33　李某,女,72 岁,5 年前因头晕黑矇安装起搏器(图 4 - 52)。

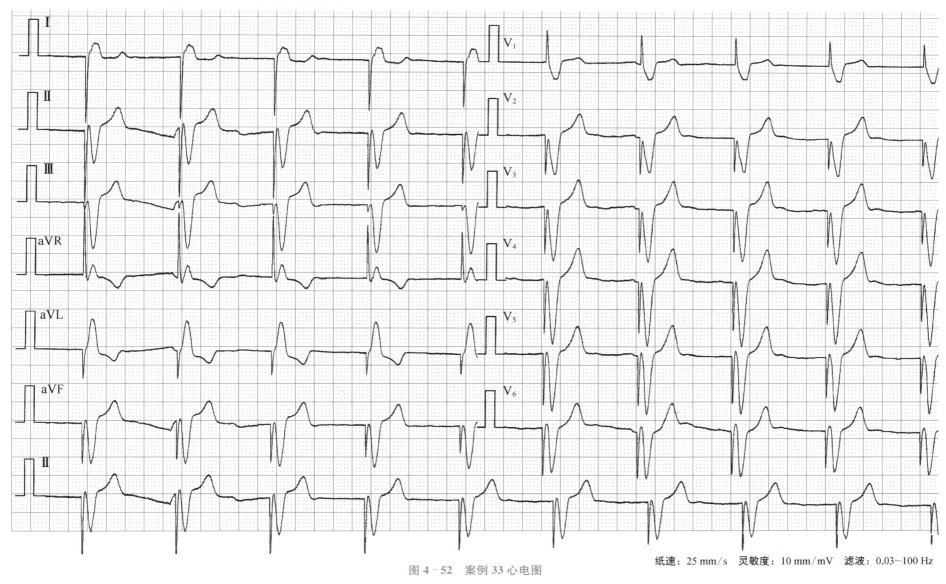

图 4 - 52　案例 33 心电图

纸速: 25 mm/s　灵敏度: 10 mm/mV　滤波: 0.03~100 Hz

【心电图诊断】　起搏器感知及起搏功能良好。

【读图讨论】　此心电图为完全心室起搏心电图,起搏频率为 60 bpm。起搏信号规则出现,后均见 QRS 波。

案例 34　王某,女,72 岁,5 年前因晕厥安装起搏器(图 4－53)。

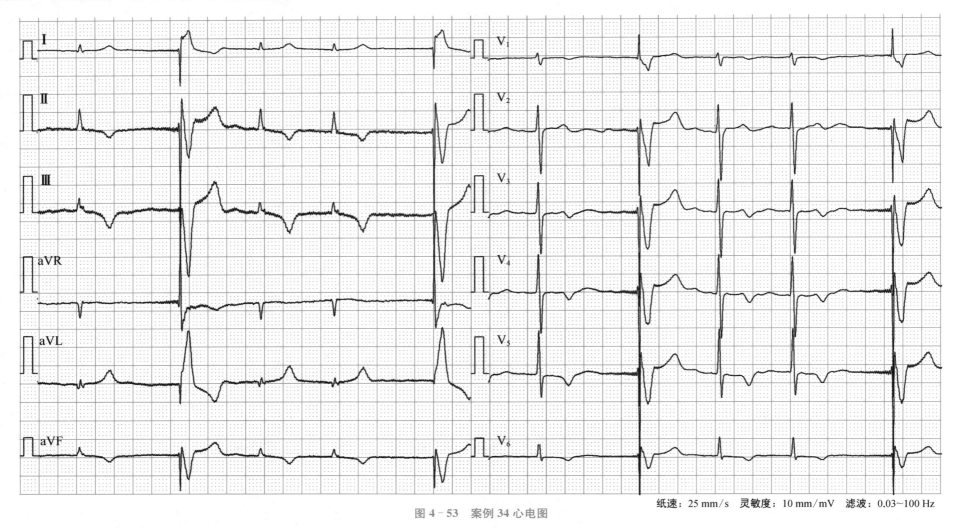

纸速:25 mm/s　灵敏度:10 mm/mV　滤波:0.03~100 Hz

图 4－53　案例 34 心电图

【心电图诊断】　起搏器感知及起搏功能良好。

【读图讨论】　此图基本心律为心房颤动,当心室率慢于起搏器设定的起搏频率时出现心室起搏,并且图中可见Ⅱ、Ⅲ、aVF、V₄～V₆导联 T 波倒置。

案例35 李某,男,80岁,3年前因晕厥安装起搏器(图4-54)。

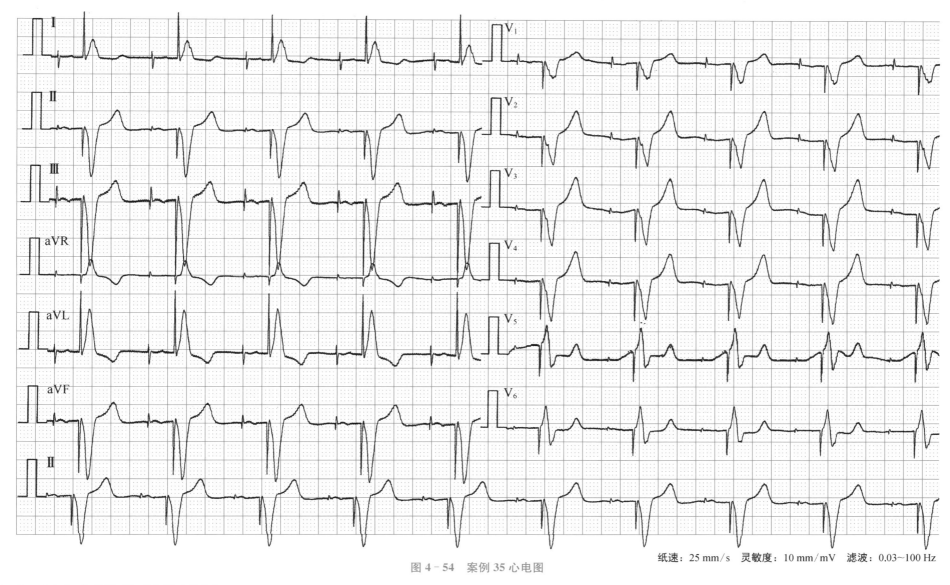

图4-54 案例35心电图

纸速:25 mm/s 灵敏度:10 mm/mV 滤波:0.03~100 Hz

【心电图诊断】 起搏器感知及起搏功能良好。

【读图讨论】 此图为双腔起搏器房室顺序起搏,起搏心率60 bpm。

案例 36　于某,女,88 岁,8 年前因晕厥安装起搏器(图 4 - 55)。

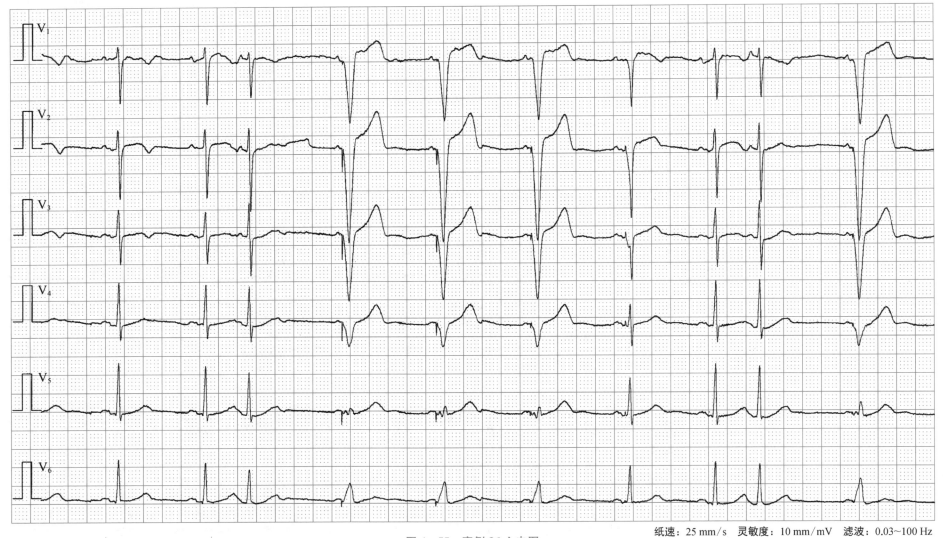

纸速: 25 mm/s　灵敏度: 10 mm/mV　滤波: 0.03~100 Hz

图 4 - 55　案例 36 心电图

【心电图诊断】　起搏器感知及起搏功能良好。

【读图讨论】　本图基本心律为窦性,第 3、第 9 个 P′- QRS 为房性期前收缩,房性期前收缩后的代偿间歇较长,低于起搏器设定的最低起搏频率,故出现心室起搏。第 7 个 QRS 波为融合波。这是由于该患者此刻的自身心率与起搏频率接近,一部分心肌被自身节律控制,另一部分心肌被起搏节律控制,产生的 QRS 形态介于窦性心律和起搏器心律的 QRS 波之间,即为融合波。

第九节　其他常用心电学检查方法

一、动态心电图

动态心电图（ambulatory electrocardiogram，AECG）是指可以在自然活动状态下连续长时间描记的心电图。1961 年，Holter 首先将其应用于临床，故又称之为 Holter 监测系统。动态心电图能够在患者自然生活状态下连续 24 h 或更长时间记录 2 导或多导心电信号，借助计算机进行分析处理，报告心搏总数、异常心律的类型及次数、最快与最慢心率以及 ST - T 改变等数据，并可根据需要查找某一时刻的心电图改变，将异常心电图与患者当时的活动情况或症状对照分析，有效地弥补了常规心电图仅能作短时、静态记录的不足。动态心电图对于常规心电图正常但有心脏症状，或者心律变化与症状并不相符时，可作为首选的无创检查方法，以获得有意义的诊断资料。

1. 适应证

（1）与心律失常有关症状的评价：心律失常可产生心悸、眩晕、气促、胸痛、晕厥、抽搐等症状，动态心电图监测可连续记录此类症状发生时的心电图变化，以初步判断症状发生是否与心律失常有关。由于心律失常既可有明显症状，也可以无症状，而眩晕、晕厥等症状也并不一定是心源性的。因此，如果监测时无症状发生，又未记录到心律失常，一般需结合临床综合评价，必要时做动态心电图复查及进一步检查，如运动试验、心电生理检查等。

（2）心肌缺血的诊断和评价：对于不适宜做运动试验者，在休息或情绪激动时有心脏症状者以及怀疑有心绞痛者，动态心电图是最简便的无创诊断方法。

（3）心脏病患者预后的评价：器质性心脏病患者的室性期前收缩，尤其是复杂的室性心律失常，是发生心脏性猝死的独立预测指标。对这类患者进行动态心电图检查，可对病情和预后作出有价值的估计。心率变异性（HRV）是一项评价患者自主神经病变的重要指标。交感神经张力越高兴奋性越高，室颤阈值越低。迷走神经张力越高兴奋性越低，室颤阈值越高。心率变异性分析主要包括时阈分析及频域分析，对急性心肌梗死、心力衰竭、心肌病等心血管病预后观察有意义。

（4）评定心脏病患者日常生活能力：日常活动、劳累、健身活动、情绪激动等，对一些心脏病患者可能会诱发心肌缺血和（或）心律失常，动态心电图可对其进行检测和评价，以使医师对患者的日常活动、运动方式及运动量和情绪活动作出正确指导，或给予适当的预防性治疗。

（5）心肌缺血及心律失常的药物疗效评价。

（6）起搏器功能评定。

（7）流行病学调查。

2. 动态心电图的常用导联

（1）CM_5 导联：正极置于 V_5 位置，负极置于右锁骨下窝中 1/3 处。对缺血性 ST 段下移的检出最为敏感，且描记到的 QRS 波幅最高，是常规使用的导联。

（2）CM_1 导联：正极置于 V_1 位置或胸骨上，负极置于左锁骨下窝中 1/3 处。可清楚地显示 P 波，常用于检出及分析心律失常。

（3）M_{aVF} 导联：正极置于左腋前线肋缘，负极置于左锁骨下窝内 1/3 处。主要用于检测左心室下壁的缺血改变。

（4）CM_3 导联：正极置于 V_3 位置，负极置于右锁骨下窝中 1/3 处。怀疑为变异型心绞痛时，常联合选用 CM_3 和 M_{aVF} 导联。

无关电极可以放置在胸部任何部位，一般置于右胸第 5 肋间腋前线或胸骨下段中部。

二、运动平板试验

运动平板试验是受检者在心电图监护下，在有一定坡度和转速的活动平板上行走，通过逐渐增加运动量以提高心率，从而增加心肌耗氧量来诱发患者心绞痛症状或心电图的缺血性改变,借以判断受检者是否有冠状动脉供血不足的试验方法。

1. 适应证

运动平板试验适用于：① 静息心电图正常而疑有冠心病者。② 冠心病患者进行药物或手术治疗后效果观察。③ 估计心功能或进行劳动力鉴定。

2. 禁忌证

下列情况不适合运动平板试验：① 不稳定型心绞痛。② 急性心肌梗死或心肌梗死合并室壁瘤。③ 严重心律失常。④ 重度心功能不全。⑤ 急性心肌炎、高度主动脉瓣狭窄及其他急性或严重疾病。

3. 检查方法

(1) 试验前的准备：① 受检者于试验前 2~3 周停用洋地黄,检测前 2~3 日停用冠状动脉扩张剂。② 检测现场应备有必要的抢救设备和药物,并有医护人员在场严密监护。③ 准备好心电图、血压动态监护。④ 受检者于试验前描记 12 导联卧位平静心电图,测量血压以作对照。

(2) 设定运动量：运动试验可分为极量或次极量试验。极量运动试验是让受检者承受最大的运动负荷以达到极量心率(bpm)。极量心率等于 220 减去年龄,次极量运动试验的运动量相当于极量运动的 85%~90%,其预期心率等于 195 减去年龄,次极量运动试验对心脏病患者较为合适。

试验中由平板的转速和坡度决定每一级别的运动强度,从低量级开始逐步递增运动负荷,根据每一级别坡度与平板的转速递增速度不同可分为 Bruce 方案和改良 Bruce 方案。年龄较大的患者可使用改良 Bruce 方案。每级运动时间为 3 min,并记录心电图和测量血压 1 次。在达到预期亚极量负荷后,使预期最大心率保持 1~2 min 再终止运动。运动终止后每 2 min 记录 1 次心电图,一般至少观察 6 min。如果 6 min 后缺血性 ST 段改变尚未恢复,需连续观察直到恢复至运动前水平。

(3) 运动终止标准：① 达到预期目标心率。② 出现严重心绞痛。③ 心电图出现 ST 段水平型或下垂型下移>0.1 mV。④ 出现严重心律失常(室性期前收缩二联律、"R′ on T"型室性期前收缩、多源性室性期前收缩、短阵室性心动过速等)。⑤ 收缩压较运动前下降 10 mmHg,或运动中收缩压剧升,超过 210 mmHg;运动中心率下降者。⑥ 出现头晕眼花、面色苍白、呼吸困难、发绀、步态不稳、运动失调。

4. 阳性标准

符合下列情况之一者为阳性：① 运动中出现典型心绞痛。② 运动中或运动后心电图出现 ST 段缺血型压低≥0.1 mV,持续 2 min 以上;如运动前原有 ST 段下降者,运动后应在原有基础上再压低 0.1 mV 且持续 2 min 以上。③ ST 段在左胸及下壁导联凸面抬高≥0.1 mV。如抬高≥0.2 mV,提示冠状动脉痉挛,心肌有较严重的缺血,冠状动脉供血不足处于不稳定期,预后差,容易发生心肌梗死或猝死。④ 运动中血压下降,收缩压比运动前或前一级运动时下降10%,如同时伴心绞痛及 ST 改变,则特异性高,为心脏功能严重障碍的指标,提示冠状动脉主干,或多支严重病变。另外,如果运动中或运动后出现 QRS 振幅增高伴 QRS 时间延长,U 波例置,也可作为心肌缺血的指标。

第五章　心电图自测与提高

自测题 1　管某,男,65 岁,"心悸 3 周"(图 5 - 1)。

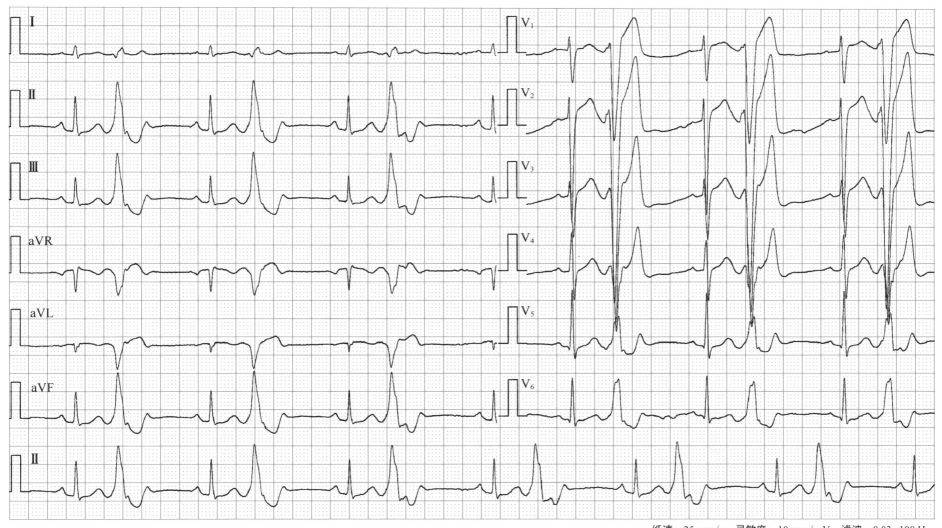

纸速：25 mm/s　灵敏度：10 mm/mV　滤波：0.03~100 Hz

图 5 - 1　自测题 1 心电图

自测题 2 陈某,女,32 岁,"阵发性心悸 2 年余"(图 5-2)。

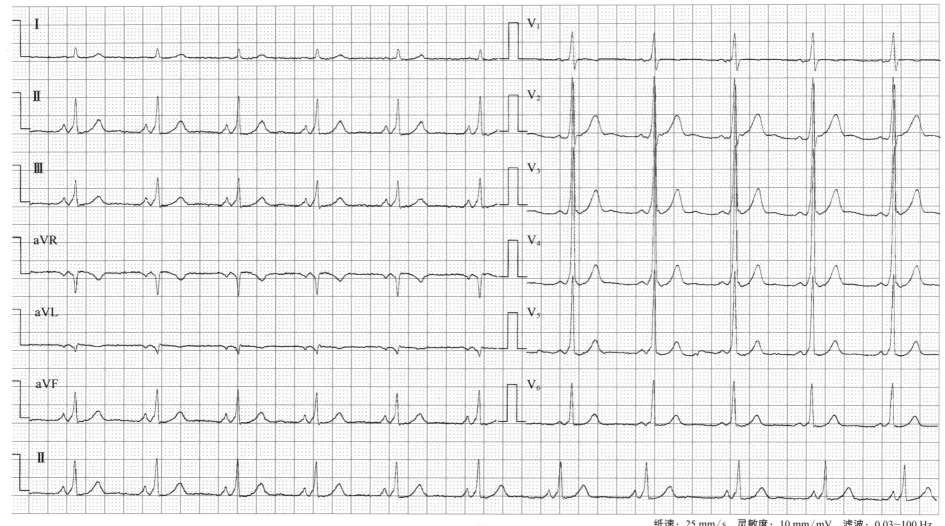

图 5-2 自测题 2 心电图

纸速:25 mm/s 灵敏度:10 mm/mV 滤波:0.03~100 Hz

自测题 3 王某,女,56 岁,"头晕心悸 1 周"(图 5 - 3)。

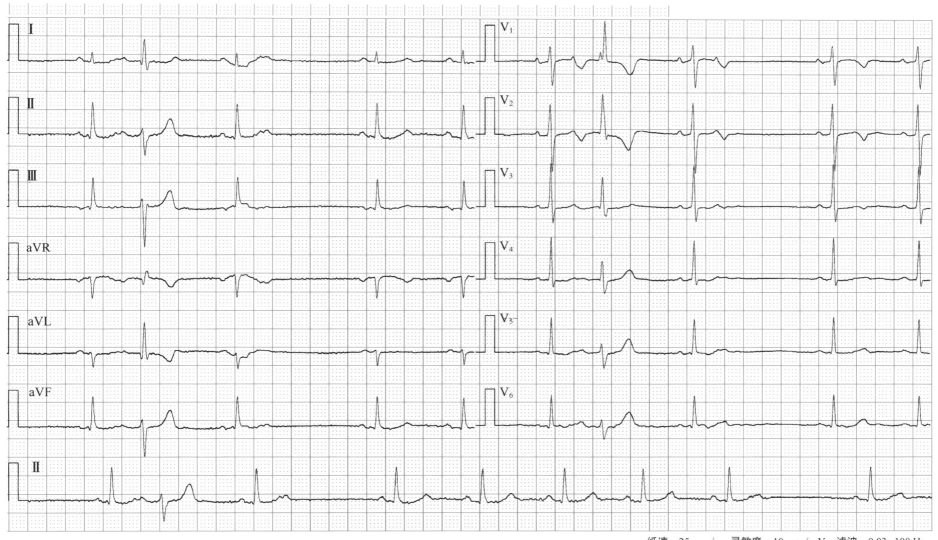

纸速: 25 mm/s   灵敏度: 10 mm/mV   滤波: 0.03～100 Hz

图 5 - 3   自测题 3 心电图

自测题 4 全某,男,36 岁,"阵发性心悸半年余,再次发作 2 h"(图 5 - 4)。

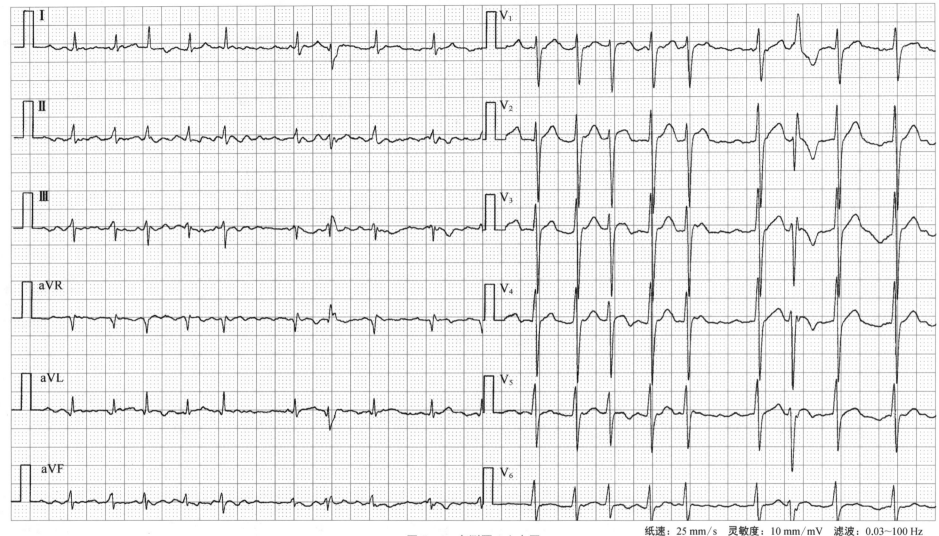

纸速:25 mm/s 灵敏度:10 mm/mV 滤波:0.03~100 Hz

图 5 - 4 自测题 4 心电图

自测题 5 施某,女,54 岁,"胸闷心悸 2 年"(图 5 - 5)。

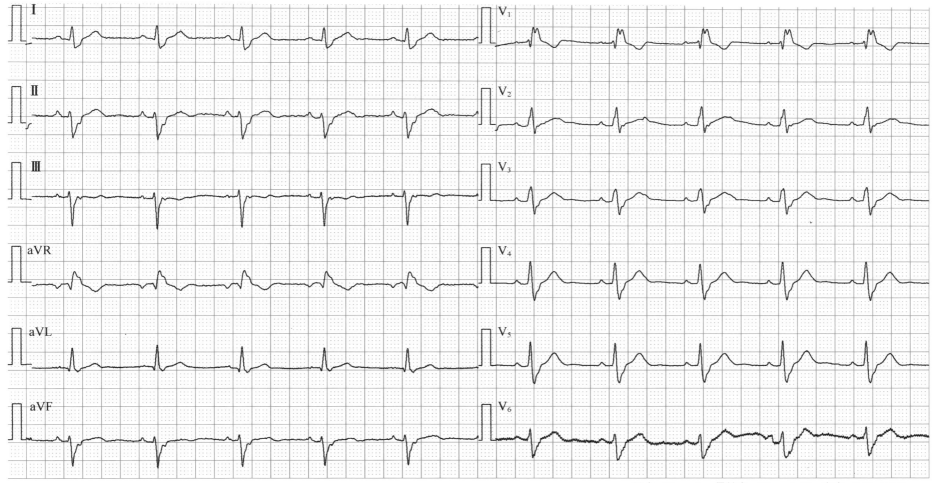

图 5 - 5　自测题 5 心电图

纸速：25 mm/s　灵敏度：10 mm/mV　滤波：0.03~100 Hz

自测题 6 江某,男,63岁,"胸闷气促 10 余年,加重 3 日"(图 5-6)。

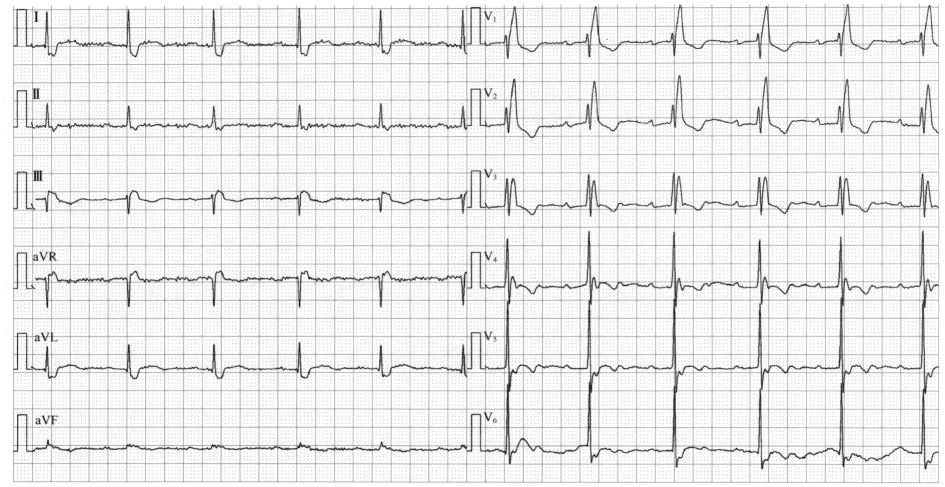

图 5-6 自测题 6 心电图

纸速:25 mm/s 灵敏度:10 mm/mV 滤波:0.03~100 Hz

自测题 7 屠某,男,68 岁,"心悸 2 周"(图 5 - 7)。

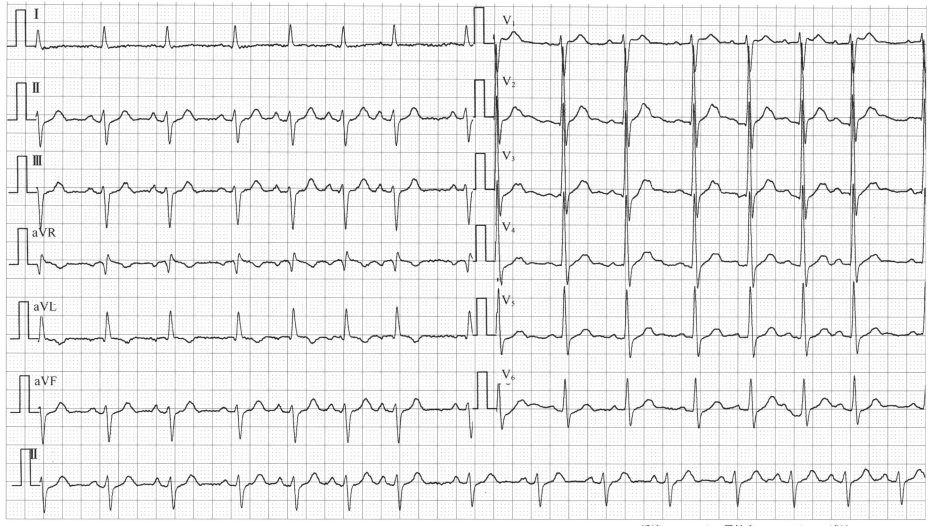

图 5 - 7　自测题 7 心电图

纸速: 25 mm/s　灵敏度: 10 mm/mV　滤波: 0.03~100 Hz

自测题 8 魏某,男,79 岁。"阵性胸闷心悸 3 年,加重 2 周"(图 5 - 8)。

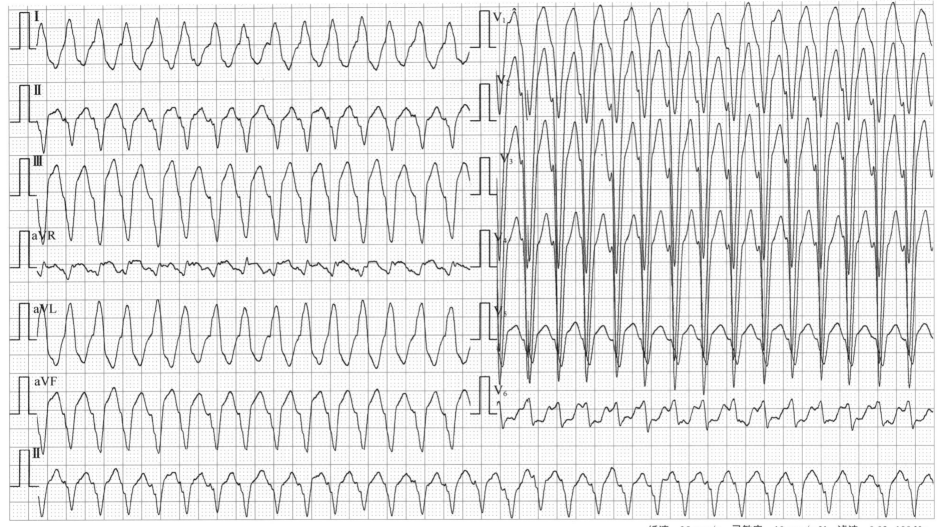

图 5 - 8　自测题 8 心电图

纸速: 25 mm/s　灵敏度: 10 mm/mV　滤波: 0.03~100 Hz

自测题 9 刘某,男,57 岁,"胸痛半日"(图 5 - 9)。

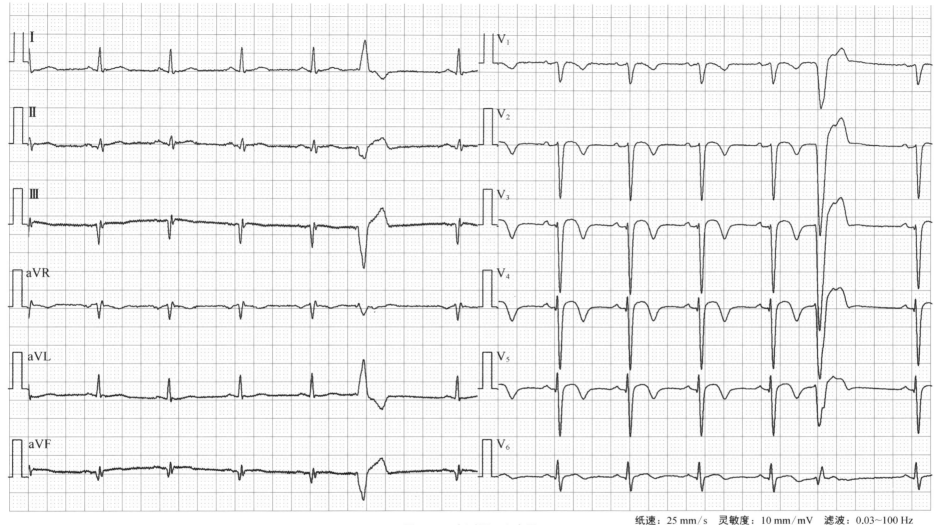

图 5 - 9　自测题 9 心电图

纸速: 25 mm/s　灵敏度: 10 mm/mV　滤波: 0.03~100 Hz

自测题 10　李某,女,83 岁,"胸闷心悸 3 h"(图 5 - 10)。

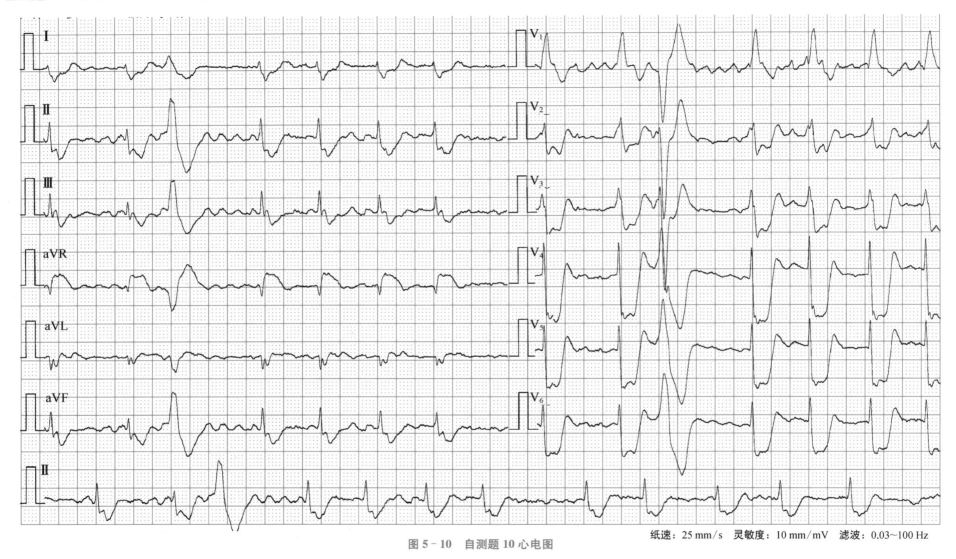

图 5 - 10　自测题 10 心电图

纸速: 25 mm/s　灵敏度: 10 mm/mV　滤波: 0.03~100 Hz

答 案 与 提 示

自测题 1

【答案】 窦性心律,室性期前收缩(二联律)。

【提示】 各导联第 2、第 4、第 6、第 8、第 10、第 12 个 QRS 波提前出现,QRS 宽大畸形,其前无相关 P 波,T 波与主波方向相反,后随完全代偿,此符合室性期前收缩的特点。在宽大畸形的 QRS 后均见窦性 P 波,窦性 P 波节律规则,是由于此室性期前收缩不能使窦房结节律重整,窦房结按其原来的节律发放冲动,但当下传至心室时正好落在室性期前收缩造成的心室不应期内,而不能引起心室再次激动(干扰现象)。

自测题 2

【答案】 A 型预激。

【提示】 P－R 缩短,QRS 波群增宽,起始部顿挫或切迹,见预激波(δ波),V_1 导联 δ 波正向且 QRS 波群主波向上。

自测题 3

【答案】 窦性心律,房性期前收缩伴室内差异性传导,房性期前收缩未下传。

【提示】 各导联第 2、第 4 个 P 波提前出现,P′异型,重叠于前一个 T 波中,第 2 个提早出现的 P′后跟随 QRS 波,但此 QRS 波时限增宽,V_1 导联呈 rsR′,后随不完全性代偿间歇,考虑房性期前收缩伴差异性传导。由于提前出现的 P′下传通过房室交接区时,该处的兴奋性尚未完全恢复,故出现延迟传导,表现为 P′－R 延长,当提早的房性冲动传到房室传导系统时,一侧束支已脱离不应期,而另一侧束支仍处于不应期,所以引起 QRS 形态异常增宽。而第 4 个 P′波下传交界区时,该处尚未脱离不应期,故不能下传至心室,造成了 P′波后的 QRS 波脱落,但仍因重整了窦房结造成不完全性代偿间歇。

自测题 4

【答案】 心房颤动(时伴差异性传导),电轴左偏。

【提示】 各导联 P 波消失,代之以大小不等的 f 波,QRS 呈室上性,R－R 绝对不等。各导联第 7 个 QRS 波宽大,呈右束支阻滞图形,起始向量与之前的 QRS 波相同,继发于一个长的心动周期,其后无明显的类代偿间歇。考虑心房颤动伴差异性传导。

自测题 5

【答案】 窦性心律,完全性右束支阻滞、左前分支阻滞。

【提示】 此图中 QRS 波群增宽,V_1 导联成 rSR′型,Ⅰ、aVL、V_5、V_6 导联 S 波粗钝,考虑为完全性右束支阻滞;此图中电轴－82°,Ⅱ、Ⅲ 导联均呈 rS 型,$S_Ⅲ > S_Ⅱ$,考虑为左前分支阻滞。

自测题 6

【答案】 窦性心律,一度房室传导阻滞,完全性右束支阻滞。

【提示】 P-R 延长达 0.24 s,QRS 波群增宽,V_1 导联成 rSR′型,Ⅰ、aVL、V_5、V_6 导联 S 波粗钝,诊断为完全性右束支阻滞合并一度房室传导阻滞。

自测题 7

【答案】 窦性心律,短阵房性心动过速,左前分支阻滞。

【提示】 第 5 个 P′-QRS 提前出现,QRS 波呈室上性,连续 3 个呈房性心动过速表现。电轴小于-45°,Ⅱ、Ⅲ 导联均呈 rS 型,$S_Ⅲ > S_Ⅱ$,考虑为左前分支阻滞。

自测题 8

【答案】 室性心动过速。

【提示】 各导联见连续宽大畸形的 QRS 波群心动过速,频率约 188 bpm,T 波与主波方向相反,V_4 可见 RS 波形且 RS 间期>100 ms,根据 Brugarda 四步法诊断为室性心动过速。

自测题 9

【答案】 窦性心律,下壁+前壁心肌梗死,室性期前收缩。

【提示】 $V_2 \sim V_5$ 导联 ST 段弓背向上抬高,T 波倒置,Ⅱ、Ⅲ、aVF 导联见 Q 波,结合胸痛病史考虑下壁+前壁心肌梗死。各导联见提早出现的宽大畸形的 QRS 波,T 波和主波方向相反,后随完全性代偿间歇,符合室性期前收缩表现。

自测题 10

【答案】 心房颤动、室性期前收缩、完全性右束支阻滞,ST 段压低。

【提示】 各导联 P 波消失,代之以大小不等的"f"波,QRS 呈室上性,R-R 不等,考虑为心房颤动。V_1 导联成 rSR′型,Ⅰ、aVL、V_5、V_6 导联 S 波粗钝,诊断为完全性右束支阻滞。部分导联见提早出现的宽大畸形的 QRS 波,T 波和主波方向相反,后随类代偿间歇。普遍导联见 ST 段压低,部分导联压低达 1.0 mV,需结合临床症状、心肌酶谱及心电图的动态变化考虑是否存在非 ST 段抬高性心肌梗死。

附　　录

附录一　正常 P－R 间期的最高限度表

心率(bpm)	70 以下	71～90	91～110	111～130	130 以上
成年人	0.20	0.19	0.18	0.17	0.16
14～17 岁	0.19	0.18	0.17	0.16	0.15
7～13 岁	0.18	0.17	0.16	0.15	0.14
1.5～6 岁	0.17	0.165	0.155	0.145	0.135
0～1.5 岁	0.16	0.15	0.145	0.135	0.125

附录二 自Ⅰ、Ⅲ导联查心电轴表

Ⅲ \ Ⅰ	−10	−9	−8	−7	−6	−5	−4	−3	−2	−1	0	1	2	3	4	5	6	7	8	9	10
−10	240	242	244	246	248	251	254	257	261	265	−90	−84	−78	−72	−66	−60	−53	−47	−14	−35	−30
−9	238	240	242	244	247	249	252	256	260	264	−90	−3	−77	−70	−63	−56	−49	−42	−36	−30	−25
−8	236	238	240	242	245	247	251	255	259	263	−90	−82	−75	−68	−59	−51	−43	−37	−30	−24	−19
−7	234	236	238	240	243	245	249	253	257	262	−90	−81	−73	−64	−55	−45	−37	−30	−23	−17	−13
−6	232	234	235	237	240	243	246	251	256	261	−90	−80	−70	−60	−49	−39	−30	−2	−16	−11	−7
−5	229	231	233	235	237	240	244	248	254	260	−90	−77	−65	−53	−41	−30	−19	−14	−9	−4	0
−4	226	228	230	231	234	236	240	244	251	258	−90	−74	−58	−43	−30	−1	−11	−5	−1	3	6
−3	223	225	226	228	230	32	235	240	246	255	0	−68	−50	−30	−15	−7	−1	4	8	11	13
−2	220	221	222	223	224	227	230	234	240	250	−90	−54	−30	−10	−1	6	11	13	16	18	19
−1	215	216	217	218	219	220	222	225	230	240	−90	−30	−2	8	14	18	20	21	22	23	24
0	210	210	210	210	210	210	210	210	210	210	0	30	30	30	30	30	30	30	30	30	30
1	206	204	203	202	200	198	194	187	178	150	90	60	50	44	42	40	3	38	37	36	35
2	199	197	195	193	190	185	179	168	150	124	90	70	60	52	50	47	45	43	42	41	40
3	192	190	188	184	180	173	13	150	132	112	90	75	66	60	56	52	50	48	46	44	43
4	186	184	179	175	169	161	150	137	120	106	90	78	70	65	0	56	54	52	50	48	47
5	180	176	172	166	159	150	139	127	114	103	90	80	74	68	64	60	57	55	53	51	49
6	173	169	161	158	150	141	130	120	110	100	90	82	76	71	67	63	60	58	56	54	52
7	167	162	157	150	143	134	125	116	107	99	90	83	77	73	69	66	63	60	58	56	54
8	161	156	150	144	136	129	120	112	105	98	90	83	79	75	71	68	65	62	60	58	56
9	155	150	145	138	131	125	116	110	103	97	90	84	80	76	73	70	67	64	62	60	58
10	150	145	140	135	127	120	114	108	101	96	90	85	81	77	74	71	68	66	6	62	60

附录三　自 R-R 间期推算心率及 QT 时限表

R-R (s)	每分钟心率 (bpm)	QT 时限最高值(s) 男	女	R-R (s)	每分钟心率 (bpm)	QT 时限最高值(s) 男	女	R-R (s)	每分钟心率 (bpm)	QT 时限最高值(s) 男	女
0.30	200	0.24	0.25	0.86	70	0.40	0.42	1.42	42	0.52	0.54
0.32	187	0.25	0.26	0.88	68	0.41	0.43	1.44	41	0.52	0.55
0.34	176	0.26	0.27	0.90	67	0.41	0.43	1.46	41	0.52	0.55
0.36	167	0.26	0.27	0.92	65	0.42	0.44	1.48	40	0.53	0.56
0.38	158	0.27	0.28	0.94	64	0.42	0.44	1.50	40	0.53	0.56
0.40	150	0.27	0.29	0.96	63	0.42	0.45	1.52	39	0.53	0.56
0.42	143	0.28	0.30	0.98	61	0.43	0.45	1.54	39	0.54	0.57
0.44	136	0.29	0.30	1.00	60	0.43	0.46	1.56	38	0.54	0.57
0.6	130	0.29	0.31	1.02	59	0.44	0.46	1.58	38	0.55	0.57
0.48	125	0.30	0.32	1.04	58	0.44	0.46	1.60	37	0.55	0.58
0.50	120	0.31	0.32	1.06	57	0.45	0.47	1.62	37	0.55	0.58
0.52	115	0.31	0.33	1.08	56	0.45	0.47	1.64	37	0.55	0.58
0.54	111	0.32	0.34	1.10	55	0.45	0.48	1.66	36	0.56	0.59
0.56	107	0.32	0.34	1.12	54	0.46	0.48	1.68	36	0.56	0.59
0.58	103	0.33	0.35	1.14	53	0.46	0.49	1.70	35	0.56	0.59
0.60	100	0.34	0.35	1.16	52	0.47	0.49	1.72	35	0.57	0.60
0.62	97	0.34	0.36	1.18	51	0.47	0.50	1.74	34	0.57	0.60
0.64	94	0.35	0.36	1.20	50	0.48	0.50	1.76	34	0.58	0.61
0.66	91	0.35	0.37	1.22	49	0.48	0.51	1.78	34	0.58	0.61
0.68	88	0.36	0.38	1.24	48	0.48	0.51	1.80	33	0.58	0.61
0.70	86	0.36	0.38	1.26	48	0.49	0.51	1.82	33	0.58	0.62
0.72	83	0.37	0.39	1.28	47	0.49	0.51	1.84	33	0.58	0.62
0.74	81	0.37	0.39	1.30	46	0.49	0.52	1.86	32	0.59	0.62
0.76	79	0.38	0.40	1.32	45	0.50	0.52	1.88	32	0.59	0.62
0.78	77	0.38	0.40	1.34	45	0.50	0.53	1.90	32	0.60	0.63
0.80	75	0.39	0.41	1.36	44	0.51	0.53	1.92	31	0.61	0.63
0.82	73	0.39	0.41	1.38	43	0.51	0.54	1.94	31	0.61	0.63
0.84	71	0.40	0.42	1.40	43	0.51	0.54	1.96	31	0.61	0.64

附录四　常用心电图诊断英汉对照表

A

accelerated idioventricular rhythm	加速性室性自主心律	aberrant conduction	差异性传导
accessory pathway	附加旁路	accelerated junctional rhythm(AJV)	加速性交界性心律
atrial fibrillation	心房颤动	atrial bigeminy	房性期前收缩二联律
atrial hypertrophy	心房肥大	atrial flutter	心房扑动
atrial rhythm	房性心律	atrial premature beat(APB)	房性期前收缩
atrioventricular block(AV block)	房室阻滞	atrial trigeminy	房性期前收缩三联律
atrioventricular dissociation	房室分离	atrioventricular conduction	房室传导
atrioventricular perinodal accessory pathway	房室结前附加旁路	atrioventricular nodal re-entry tachycardia	房室结折返性心动过速
atrioventricular sequential pacing	房室顺序型起搏	atrioventricular reciprocating tachycardia	房室折返性心动过速
		axis deviation	电轴偏向

B

baseline wander	基线漂移	biatrial hypertrophy	双房肥大
bifascicular block	双分支阻滞	bigeminy	二联律
biventricular hypertrophy	双心室肥大	bundle branch block	束支阻滞
bundle of Kent (accessory pathway)	Kent 束(附加旁路)		

C

chest lead	胸导联	capture beat	夺获搏动
complete heart block	完全性心脏传导阻滞	compensatory pause	代偿间歇

E

ectopic atrial rhythm	异位房性心律	ectopic beat	异位搏动

F

fascicular block	分支阻滞	fibrillary waves	纤维性颤动波
first degree heart block	一度心脏传导阻滞	flutter	扑动
fusion beat	融合搏动		

H

His-Purkinje system   希氏-蒲肯野系统

J

junctional escape beats   交界性逸搏   junctional premature beat(JPB)   交界性期前收缩

L

left bundle branch block(LBBB)   左束支阻滞   left posterior hemiblock(LPHB)   左后分支阻滞

left ventricular strain pattern   左心室劳损   long QT syndrome (LQTS)   长 QT 间期综合征

Lown-Ganong-Levine syndrome   L－G－L 综合征

M

Mobitz type 2 AV block   莫氏Ⅱ型房室阻滞   Mobitz type 1 AV block   莫氏Ⅰ型房室阻滞

myocardial infarction   心肌梗死   multifocal atrial tachycardia   多源性房性心动过速

                                           myocardial ischaemia   心肌缺血

N

non respiratory sinus arrhythmia   非呼吸性窦性心律不齐

P

pacing spike   起搏脉冲   pacemaker   起搏器

phasic aberrant ventricular conduction   时相性室内差异传导   paroxysmal SVT   阵发性室上性心动过速

polymorphic ventricular tachycardia   多形性室性心动过速   P-mitrale   二尖瓣型 P 波

P-pulmonale   肺性 P 波   P－P interval   P－P 间期

pulmonary embolus(PE)   急性肺栓塞   P－R interval   P－R 间期

                                           P wave   P 波

Q

QRS complex   QRS 波群   QTc   校正 QT

QT interval   QT 间期   QU interval   QU 间期

Q wave   Q 波

R

respiratory sinus arrhythmia   呼吸性窦性心律不齐   re-entry circuit   折返环

right bundle branch block(RBBB)   右束支阻滞   right atrial abnormality   右心房异常

R－R interval   R－R 间期   right ventricular hypertrophy(RVH)   右心室肥大

R wave   R 波   R－S interval   R－S 间期

S

second degree heart block	二度心脏传导阻滞	sawtooth wave	锯齿波
sine wave	正弦波	sick sinus syndrome	病态窦房结综合征
sinus arrhythmia	窦性心律失常	sinus arrest	窦性停搏
sinus rhythm	窦性心动过速	sinus bradycardia	窦性心动过缓
ST depression	ST 压低	skeletal muscle interference	骨骼肌干扰
ST segment	ST 段	ST elevation	ST 抬高
subendocardial myocardialinfarction	心内膜下心肌梗死	ST – T change	ST – T 改变
supraventricular tachycardia(SVT)	室上性心动过速	supraventricular rhythms	室上性心律

T

torsade de points ventricular tachycardia	尖端扭转性心动过速	third degree heart block	三度心脏传导阻滞
T wave changes	T 波改变	trifascicular block	三分支阻滞
		T wave inversion	T 波倒置

V

ventricular bigeminy	室性期前收缩二联律	ventricular fibrillation(VF)	心室纤颤
ventricular flutter	心室扑动	ventricular hypertrophy	心室肥大
ventricular premature beats(VPB)	室性期前收缩	ventricular rhythm	室性心律
ventricular tachycardia(VT)	室性心动过速	voltage criteria	电压标准

W

Wenckebach AV block	文氏房室阻滞	wide complex tachycardia	宽 QRS 性心动过速
Wolff-Parkinson-White syndrome	W – P – W 综合征		

参 考 文 献

1. 成战鹰. 诊断学基础[M]. 北京：人民卫生出版社，2012.
2. 陈新. 黄宛临床心电图学[M]. 第 6 版. 北京：人民卫生出版社，2009.1.
3. 欧阳钦. 临床诊断学[M]. 第 2 版. 北京：人民卫生出版社，2010.
4. 郭继鸿. 心电图学[M]. 北京：人民卫生出版社，2002.
5. 戴万亨. 诊断学[M]. 北京：中国中医药出版社，2012.
6. Kligfield P，Gettes LS，Bailey JJ，et al. Recommendations for the standardization and interpretation of the electrocardiogram — Part I：the electrocardiogram and its technology：a scientific statement from the American Heart Association Electrocardiography and Arrhythmias Committee，Council on Clinical Cardiology；the American College of Cardiology Foundation；and the Heart Rhythm Society[J]. J Am Coll Cardiol. 2007，49：1109 – 1127.
7. Mason JW，Hancock EW，Gettes L，et al. Recommendations for the standardization and interpretation of the electrocardiogram — Part Ⅱ：electrocardiography diagnostic statement list：a scientific statement from the American Heart Association Electrocardiography and Arrhythmias Committee，Council on Clinical Cardiology；the American College of Cardiology Foundation；and the Heart Rhythm Society[J]. J Am Coll Cardiol. 2007，49：1128 – 1135.
8. Surawicz B，Childers R，Deal BJ，et al. Recommendations for the standardization and interpretation of the electrocardiogram — Part Ⅲ：intraventricular conduction disturbances：A scientific statement from the American Heart Association Electrocardiography and Arrhythmias Committee，Council on Clinical Cardiology；the American College of Cardiology Foundation；and the Heart Rhythm Society[J]. J Am Coll Cardiol. 2009，53：976 – 981.
9. Rautaharju PM，Surawicz B，Gettes LS，et al. Recommendations for the standardization and interpretation of the electrocardiogram — Part Ⅳ：the ST segment，T and U waves，and the QT interval.：a scientific statement from the American Heart Association Electrocardiography and Arrhythmias Committee，Council on Clinical Cardiology；the American College of Cardiology Foundation；and the Heart Rhythm Society[J]. J Am Coll Cardiol. 2009，53：982 – 991.
10. Hancock EW，Deal BJ，Mirvis DM，et al. Recommendations for the standardization and interpretation of the electrocardiogram — Part Ⅴ：electrocardiogram changes associated with Cardiac Chamber Hypertrophy. a scientific statement from the American Heart Association Electrocardiography and Arrhythmias Committee，Council on Clinical Cardiology；the American College of Cardiology Foundation；and the Heart Rhythm Society[J]. J Am Coll Cardiol. 2009，53：992 – 1002.
11. Wagner GS，Macfarlane P，Wellens H，et al. Recommendations for the standardization and interpretation of the electrocardiogram — Part Ⅵ：acute ischemia/infarction. a scientific statement from the American Heart Association Electrocardiography and Arrhythmias Committee，Council on Clinical Cardiology；the American College of Cardiology Foundation；and the Heart Rhythm Society[J]. J Am Coll Cardiol. 2009，53：1003 – 1011.